I0068613

ÉTUDE CLINIQUE

DES

EAUX SULFUREUSES

D'ALLEVARD

(ISÈRE)

ET DE SES SALLES D'INHALATION GAZEUSE

PAR LE

Docteur NIEPCE

EX-MÉDECIN INSPECTEUR DES EAUX D'ALLEVARD

CHEVALIER DE LA LÉGION D'HONNEUR ET D'AUTRES ORDRES

LAURÉAT DE L'INSTITUT (ACADÉMIE DES SCIENCES DE L'ACADÉMIE DE MÉDECINE
MÉDAILLE D'OR)

MEMBRE CORRESPONDANT DE LA SOCIÉTÉ DE MÉDECINE DE LYON

DE MARSEILLE, DE GENÈVE, ETC., ET DE LA SOCIÉTÉ HYDROLOGIQUE DE PARIS

MÉDECIN CONSULTANT A ALLEVARD.

VICHY

IMPRIMERIE WALLON

—

1889

T 163
e
15 (11)

ÉTUDE CLINIQUE

DES

EAUX SULFUREUSES

D'ALLEVARD

(ISÈRE)

ET DE SES SALLES D'INHALATION GAZEUSE

PAR LE

Docteur NIEPCE

EX-MÉDECIN INSPECTEUR DES EAUX D'ALLEVARD
CHEVALIER DE LA LÉGION D'HONNEUR ET D'AUTRES ORDRES
LAURÉAT DE L'INSTITUT (ACADÉMIE DES SCIENCES DE L'ACADÉMIE DE MÉDECINE
MÉDAILLE D'OR)
MEMBRE CORRESPONDANT DE LA SOCIÉTÉ DE MÉDECINE DE LYON
DE MARSEILLE, DE GENÈVE, ETC., ET DE LA SOCIÉTÉ HYDROLOGIQUE DE PARIS
MÉDECIN CONSULTANT A ALLEVARD.

VICHY
IMPRIMERIE WALLON
—
1889

AVANT-PROPOS

Ce travail résume toutes les études que j'ai faites depuis 1854, date de la création des salles d'inhalation d'Allevard.

Pendant la durée de cette longue expérience, il m'a été facile de recueillir un très grand nombre d'observations, de les contrôler et de pouvoir affirmer l'exactitude des faits que renferme ce travail et qui me permettent d'affirmer, de la manière la plus positive, la valeur de l'eau sulfureuse d'Allevard et les effets curatifs si remarquables obtenus par un très grand nombre de malades, par l'emploi des salles d'inhalation gazeuse, méthode qui a fait la réputation de cet Etablissement thermal dans le traitement des maladies des voies respiratoires. Ce ne sont pas les réclames étalées à la quatrième page des journaux qui ont fondé la réputation de cette source, puisque les administrations qui se sont succédées à Allevard ont toujours refusé de recourir à ce mode de publicité ; ce sont les guérisons obtenues qui ont fondé, d'une manière plus solide, cette réputation.

Je me suis borné à adresser chaque année, à l'Académie de Médecine, de nombreux mémoires à l'appui de mes rapports annuels. Cette Société savante a bien voulu encourager mes travaux, en me décernant la médaille d'or, la plus haute distinction qu'elle accorde aux études sur les Eaux minérales.

NIEPCE.

15 février 1889.

ÉTUDE CLINIQUE

DES

EAUX SULFUREUSES D'ALLEVARD

———

L'importance du développement qu'a pris cet Etablissement thermal nous impose l'obligation de publier, chaque année, une revue des principales malàdies traitées à Allevard. C'est évidemment à la puissance curative de ses salles d'inhalation gazeuse dans les maladies des voies respiratoires que cet établissement doit la réputation qu'il a acquise. Le grand nombre de guérisons obtenues depuis 26 années et l'affluence, de plus en plus considérable, de baigneurs affectés des diverses maladies des organes respiratoires, sont la preuve la plus convainquante de l'efficacité de cette eau sulfureuse et surtout de l'usage si utile des inhalations. Ce ne sont pas les réclames bruyantes à la quatrième page des journaux qui attirent chaque année de plus en plus les malades. Ce sont les nombreuses cures obtenues dans la phtisie, dans les bronchites, la pharyngite et l'angine chroniques, qui ont frappé le corps médical et ont fondé la réputation de cet établissement. Cette eau si riche en principes gazeux, en principes sulfureux et en iodures, jouit d'une propriété des plus remarquables. Elle est sédative, et les hémoptisies, si fréquentes dans la tuberculose, ne s'observent jamais à Allevard.

Allevard est une petite ville de trois mille âmes, située à l'est du département de l'Isère, dans une vallée très abritée contre les vents, parallèle à la magnifique vallée du Graisivaudan. Son altitude (475 m.) rend son climat doux et tempéré. Une végétation luxuriante recouvre toutes les montagnes voisines. Cascades, glaciers, gorges profondes couvertes de forêts, y font l'admiration des touristes.

Quatre trains rapides, partant chaque jour de Paris, soit par Lyon, soit par Chambéry, desservent Allevard.

Marseille est reliée à Allevard par deux lignes directes : par Valence et par Gap. Dix heures séparent Turin d'Allevard, cinq heures de Genève, quatre de Lyon et douze de Marseille.

Peu d'établissements thermaux sont aussi favorisés que celui d'Allevard pour y accéder facilement. Soit que l'on vienne de Paris, du Nord, de l'Ouest, de l'Est ou du Midi de la France, ou de la Suisse par Genève, et par conséquent de l'Allemagne, on trouve des chemins de fer pour se rendre à Allevard. Il en est de même pour l'Italie, qui n'est qu'à quelques heures d'Allevard par le chemin de fer du Mont-Cenis. Les trains express venant de Marseille, de Lyon, de Paris, de Genève, de Turin, déposent les voyageurs à la gare de Goncelin, à 45 minutes d'Allevard.

En jetant un coup d'œil sur la carte, il est facile de voir la situation d'Allevard, placée à l'intersection de plusieurs chemins de fer, près de la vallée du Graisivaudan, une des plus belles du monde, non seulement par la richesse de sa puissante végétation, mais encore par l'encadrement des montagnes si pittoresques entre lesquelles elle se développe.

L'Etablissement thermal, situé dans le Parc, a été entièrement restauré par la Compagnie générale d'Eaux minérales et de Bains de Mer.

Il contient de nombreux cabinets de bains, de douches générales ou locales, des bains de vapeur ; sept vastes salles d'inhalation gazause permettent de suivre facilement cette si importante médication, qui a pris naissance à Allevard il y a vingt années ; deux salles d'inhalation de vapeur, un grand nombre de cabinets de douches pharyngiennes, nasales, oculaires et faciales complètent l'Etablissement.

Une nouvelle et importante médication vient encore, depuis ces dernières années, augmenter le succès d'Allevard. Ce sont les appareils de douches d'eau minérale pulvérisée au moyen de la vapeur dont les degrés de chaleur varient, qui portent directement dans le larynx le principe sulfureux. L'Etablissement possède, en outre, les divers appareils hydrothérapiques qui permettent aux malades de suivre cette médication.

Les brouillards, les vents sont rares à Allevard, qui doit cette heureuse situation à la ceinture de montagnes qui l'entourent. Allevard est située à 465 m. 44 (seuil de l'église) ; cette altitude place Allevard parmi les eaux sulfureuses les moins élevées, et constitue une des conditions les plus favorables pour la cure thermale, eu égard aux affections des voies respiratoires qui viennent y chercher la guérison, alors que toutes les autres stations similaires ou rivales des Pyrénées ou de l'Auvergne sont situées à des altitudes beaucoup plus élevées. Barèges, par exemple, est située à 1300 mètres, le Mont-Dore à 1040, Cauterets à 932, Bonnes à 800, Labassère à 780, St-Sauveur à 720, Luchon à 630. On conçoit, sans peine, que dans ces contrées élevées, le climat doit être plus rude, plus inégal, et le temps favorable à la cure beaucoup plus limité ; c'est à peine si la belle saison comprend deux mois (juillet et août) dans ces stations, et il arrive souvent qu'au Mont-Dore, par exemple, le froid, la neige et les brouillards viennent soudain en chasser les Etrangers dès la fin d'août. Outre les variations inhérentes à ces climats, il faut aussi tenir compte de la pression atmosphérique qui est beaucoup diminuée, et dont les effets sont souvent préjudiciables aux affections pulmonaires, en prédisposant aux hémoptysies, à la dyspnée et peuvent être comparés à ceux qui se produisent chez l'homme sain lorsqu'il se trouve sur de hauts sommets ou plongé dans une atmosphère raréfiée. Il est donc bien évident que des malades ne supportent pas sans inconvénient des conditions climatériques semblables.

Aussi, l'Etablissement d'Allevard, ouvert dès le 1er juin, fonctionne encore à la fin de septembre, alors que tous ceux des Pyrénées et de l'Auvergne sont fermés depuis un mois. Du reste, nous ne saurions trop insister sur l'opportunité d'une cure thermale en septembre, dont la température est des plus agréables ; les hôtels sont moins encombrés, les prix plus modérés, et, à tous les points de vue, les malades peuvent retirer un grand profit de leur séjour pendant cette dernière époque.

Le *Grand Hôtel des Bains*, celui de l'*Univers*, annexe du premier, situés das le parc de l'Etablissement thermal, à quelques pas et en face des Thermes, offrent aux baigneurs tous les avantages de confort, de situation et de vue sur les belles montagnes de la vallée.

Cet hôtel est remarquable par sa belle galerie à arcades, précédée d'une belle vérandah vitrée, formant un délicieux restaurant en plein air. A l'extrémité de cette vérandah se trouvent le Casino et la salle de Théâtre où, pendant toute la saison thermale, d'excellents artistes, sous l'habile direction de M. Reer-Balanqué, de l'Opéra-Comique de Paris, jouent les meilleures pièces du répertoire de cet opéra.

Un excellent orchestre, composé d'artistes choisis à Paris, se fait entendre chaque jour devant le Casino, qui devient ainsi, dans l'après-midi, le rendez-vous des baigneurs. En face de l'Etablissement thermal, de l'hôtel des Bains et du Casino, un parc gracieux, vaste et planté de grands arbres, étale ses frais ombrages et ses sites admirables, rendez-vous de tous les baigneurs.

Deux beaux hôtels se remarquent aux extrémités de ce parc : l'hôtel du Louvre et l'hôtel du Parc, réunissant tout le confortable possible.

Il existe encore dans la ville plusieurs très bons hôtels, parmi lesquels nous signalerons l'hôtel de France, admirablement tenu par M. Perret, dont la cuisine est très appréciée ; l'hôtel du Commerce, très bon restaurant ; celui de la Terrasse. Tous ces hôtels sont parfaitement tenus, et ne laissent rien à désirer. Toutes les maisons bourgeoises offrent aux baigneurs d'excellents logements et nous pouvons citer ceux de Mme veuve Chabord, de Mme Rocour, de Mme Guerre, de Mme Outhier, de M. Salvain et de Mme Dupeloux, tous situés près de l'Etablissement thermal.

VALLÉE D'ALLEVARD

La forme générale de la vallée est celle d'un bassin profond, s'étendant du nord au sud sur une longueur de douze kilomètres, du pied de la montagne de Sainte-Marguerite au col du Barioz et d'une largeur de deux kilomètres environ d'un versant à l'autre. Elle est arrosée par le torrent le Bréda qui, après avoir traversé la vallée de la Ferrière, où il reçoit toutes les eaux des glaciers de cette haute vallée, pénètre à Allevard en franchissant, par la cascade du Bout-du-Monde, la gorge si profonde de ce nom. Rien n'est plus inattendu que les paysages qui, de toutes parts, forment à la vallée sa pittoresque enceinte.

Au nord-ouest, c'est le magnifique amphithéâtre de Brame-Farine qui étale ses belles pelouses et ses champs de blés onduleux, divisés comme à plaisir par des ravins dont les taillis touffus dissimulent heureusement la profondeur. Ce sont ces gracieux chalets à demi cachés dans des bouquets de sapins et disséminés sur la pente de la montagne. Au sud-est, l'immense rideau des premières montagnes alpines, moins cultivé, se couvre d'une végétation de haute futaie plus âpre à l'œil que les vergers et les champs de culture, mais dont les zones de plus en plus sombres s'harmonisent admirablement avec les rocs du Charnier et les cimes dentelées du Gleyzin qui couronnent l'horizon.

Au sud-ouest, la vallée se termine au col du Barioz, entre les pentes si fraîches du Crêt-du-Poulet et celle des Cinq-Pointes. De ce côté, l'aspect de la vallée, plus sombre et plus sévère, ne manque pas d'une certaine harmonie.

Au nord-est, le tableau s'agrandit et se prolonge jusqu'aux nébuleuses montagnes de la Haute-Savoie, aussi loin que le regard peut s'étendre.

Le fond de la vallée, où roulent avec fracas les eaux limpides du torrent, se rétrécit entre les deux pentes opposées jusqu'au pied de Sainte-Marguerite, première montagne de Savoie, dont la surface riante étale au soleil de belles prairies. Le soir, quand le soleil, descendu derrière la masse de Brame-Farine, laisse toute la vallée dans l'ombre et qu'il éclaire encore le môle de Sainte-Marguerite et les hauteurs déchiquetées des Beauges, dernier rideau de ce magnifique paysage, c'est à cette heure qu'il faut jeter sur la toile le magique effet de ces accidents de lumière et d'ombre, et fixer le souvenir de ces lignes incroyables dont la nature seule a le secret. Depuis longtemps, les artistes fréquentent la vallée d'Allevard pour s'inspirer devant les sites pittoresques qui y abondent, et leur pinceau ne saurait épuiser les richesses de la nature dont le sol est couvert.

Tel est l'aspect de la vallée, dont l'ensemble ne peut être saisi d'un seul point à cause des nombreux accidents du sol et de la végétation, mais dont le rideau changeant surprend les regards à chaque pas, et laisse dans l'âme une douce émotion de paix et de bonheur.

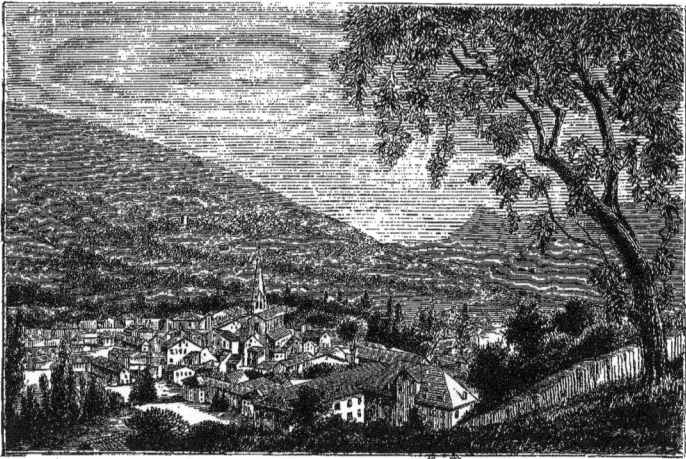

VUE D'ALLEVARD

Il n'y a rien d'exagéré dans ce que nous venons de dire sur la vallée d'Allevard et nous ne prétendons point avoir fait comprendre le charme des sites qu'on y admire. Les impressions que font naître en nous l'aspect des beautés se sentent, mais ne se décrivent pas ; tous ceux qui ont habité ces montagnes les aiment du fond de l'âme et les quittent avec un secret désir de les revoir encore. Au milieu d'une nature si grande, si riche et si variée, le touriste fait une ample moisson de souvenirs, le malade conçoit de lui même un espoir fondé de retour à la santé ; il admire un séjour que le Créateur a comblé de ses dons, et la bienfaisante action du traitement thermal, répondant à cet heureux état de l'âme, pénètre son corps avec l'air pur qu'il respire ; cette satisfaction intime s'accroît de tout le bien-être physique ; ses forces grandissent avec le besoin de parcourir une contrée dont tout le monde vante les merveilles, et la fin du séjour vient trop tôt l'arracher au bonheur d'une vie pleine d'impressions dans le rien faire, pleine de calme dans son activité.

La Source thermale

La source thermale est située à 400 mètres de l'établissement, à l'entrée de la gorge du Bout-du-Monde, sur la rive gauche du torrent de Bréda. Un bâtiment abrite la source, ainsi que les pompes qui sont mises en mouvement par une roue hydraulique que fait marcher une chute d'eau prise au torrent de Bréda. Ces pompes aspirent l'eau dans le puits au fond duquel jaillit la source et l'envoient à l'établissement thermal.

A l'instant où elle est reçue dans un verre au robinet de la buvette située sur la source, l'eau minérale a une odeur franchement sulfureuse et laisse dégager, avec une effervescence très marquée, les gaz contenus dans l'eau et qui sont, pour un litre :

	Cent. cubes
Gaz acide sulfhydrique	24,75
— carbonique	97,00
— azote	41,00

Il se dégage autant de gaz que d'un verre de vin de Champagne que l'on vient de verser. Ce gaz trouble l'eau, qui peu à peu devient transparente par sa couche inférieure, et l'œil constate, à mesure du dégagement du gaz, qu'elle devient limpide jusqu'à sa surface. Sa température est constante : 16°,7 centigrades. Son volume reste toujours invariable. Cette basse température permet à l'eau minérale d'être transportée et d'être conservée sans qu'elle subisse d'altération. C'est un grand avantage qu'elle a sur les eaux sulfureuses thermales que le transport décompose si rapidement.

La réaction de cette eau est franchement alcaline. Quand elle est restée vingt-quatre heures en repos, et qu'on l'examine dans l'intérieur même de la galerie, cette eau est parfaitement transparente et d'une couleur verdâtre ; seulement sa surface est alors couverte d'une très légère pellicule de soufre hydraté, due à l'action de l'air sur l'acide sulfhydrique de la couche tout à fait extérieure. Dans les différents points où les sources prennent jour, on voit, à des intervalles plus ou moins rapprochés, venir se dégager à la surface du liquide, des bulles de gaz quelquefois peu volumineuses, qui donnent lieu, par moments, à un bouillonnement assez fort.

Quand l'eau sulfureuse vient d'être puisée, l'odeur hépatique (odeur d'œufs pourris) qui lui est propre, est d'abord très faible et à peine sensible ; mais, après quelques moments d'attente, elle se développe et finit par acquérir beaucoup d'intensité. Cette odeur fétide et désagréable devient extrêmement forte, quand l'eau est agitée quelques instants dans un verre rempli aux deux tiers et bouché avec la main. L'agitation, dans ce cas, a pour effet de favoriser le dégagement de l'acide sulfhydrique.

Propriétés thérapeutiques de l'eau sulfureuse d'Allevard dans les maladies chroniques des organes de la respiration

Il y a peu d'années encore, des praticiens très expérimentés doutaient de la puissance médicatrice des eaux minérales. Leurs doutes, leurs préventions, tenaient à ce que beaucoup de médecins des eaux généralisaient trop la vertu curative de leurs sources minérales. Heureusement que des études chimiques consciencieuses, les travaux sérieux de quelques médecins, sont venus démontrer que, si les eaux minérales offraient quelque utilité comme moyen prophylactique, il était certain qu'elles avaient de véritables propriétés curatives dans certaines affections chroniques. Ils ont dirigé tous leurs efforts dans ce but, que leur spécificité était limitée. Ce n'est qu'après l'apparition de ces recherches cliniques, appuyées sur des faits positifs, que les préventions se sont effacées et que la science hydrologique a pris le rang qu'elle mérite.

L'expérience a démontré qu'il était plus avantageux, pour les médecins autant que pour les malades, de déterminer d'une manière précise les affections auxquelles chaque source s'adresse et les conditions spéciales de leur emploi ; car mieux vaut une vertu assurée dans un petit nombre de cas, qu'une action incertaine dans beaucoup de maladies.

Il est donc du devoir de tout médecin des eaux de faciliter, dans chaque cas spécial, le choix d'ailleurs si important de la source minérale qui convient. Indiquer avec netteté et précision comment chaque source se comporte, en présence des divers états morbides auxquels, d'après les faits cliniques bien observés, d'après l'analyse chimique des principes minéralisateurs, on doit supposer que cette eau s'adresse ; établir les cas où elle est d'une efficacité bien marquée, ceux où elle est nuisible ; voilà quelle est la tâche du médecin des eaux, qui doit considérer les sources minérales comme les agents thérapeutiques composés, à la connaissance desquels on ne saurait arriver que par l'expérimentation. Quand aux déductions, elles doivent être toutes basées sur les phénomènes physiologiques et les faits cliniques bien observés.

De même que certains moyens thérapeutiques présentent une tendance d'action plus déterminée pour une seule forme morbide tel que l'iode, le mercure, le quinquina, de même les eaux d'Allevard possèdent une action spéciale contre les maladies des voies respiratoires, sans toutefois que leurs propriétés curatives se bornent complètement à cette classe de maladies, car elles trouvent encore leur emploi avantageux dans quelques autres formes morbides.

Dans un mémoire adressé à l'Académie de Médecine, dans la séance du 29 janvier 1884, j'exposais toutes mes recherches, toutes mes expériences concernant l'action des gaz acide sulfhydrique, acide carbonique et azote sur le bacille de la tuberculose.

Je disais que, pendant les premières années de mon inspectorat, en 1850, j'avais observé que les malades affectés de bronchites chroniques, de phtisie compliquant diverses affections cutanées pour lesquelles ils étaient venus à Allevard, se dirigeaient d'eux-mêmes, chaque matin, vers une partie de l'établissemennt, près d'un canal dans lequel coulait l'eau sulfureuse qui laissait dégager les gaz et les vapeurs chargés de ces principes, que dans la journée ils se donnaient rendez-vous dans les corridors des bains dont l'air était chargé de gaz sulfhydrique. Les résultats obtenus par les malades, les modifications rapides dans la toux et les produits de l'expectoration, l'amélioration qui se manifestait dans les symptômes de leurs maladies me frappèrent. Je priais Dupasquier, professeur de chimie à l'Ecole de Médecine de Lyon, d'analyser l'air des corridors. Lorsqu'il eut achevé cette analyse, je lus à la Société de Médecine de Lyon un mémoire contenant le travail de Dupasquier, ainsi que tous les faits que j'avais observés. Je fis part alors à cette Société de ma pensée de la création d'une salle d'inhalation dont l'atmosphère contiendrait les gaz provenant de l'eau sulfureuse.

Une commission fut nommée, chargée d'étudier l'action de cette atmosphère dans les cas de bronchites, de laryngites chroniques et de phtisie. Elle fut composée de MM. de Pollinière, Gensoul, Bouchacourt, Teissier et Gromier, professeurs à l'Ecole de Médecine et membres de la Société de Médecine, qui se rendirent à Allevard pour étudier cette nouvelle méthode de médication. Arrivés au milieu de la saison thermale, les membres de cette commission purent ainsi se rendre compte auprès des malades des effets qu'ils ressentaient et des résultats obtenus. La composition chimique de l'eau sulfureuse d'Allevard indiquait suffisamment que les gaz qu'elle contient et qui consistent, pour un litre :

Produits gazeux	Cent. cubes
Gaz acide sulfhydrique libre	24,75
— carbonique	97,00
— azote	41,00

recueillis et amenés dans une salle, y formeraient une atmosphère dont la quantité de gaz pourrait être réglée à volonté et qu'il serait facile de renouveler au moyen d'une ventilation rapide.

Il fallait donc que les gaz contenus dans cette eau puissent se répandre facilement dans l'air en quantité suffisante et sans subir d'altération.

Pour obtenir ce résultat, il était nécessaire de créer le moyen de faciliter le dégagement, et voici celui dont je conçus l'idée. Je pensais qu'en amenant l'eau directement de la source, en l'élevant à une certaine hauteur et en la faisant retomber sous forme de pluie fine, les gaz, tenus en dissolution dans l'eau, se dégageraient facilement et se répandraient dans l'atmosphère de la salle.

En 1851, on construisit une vaste salle au milieu de laquelle on plaça une grande vasque élevée de un mètre cinquante du sol, surmontée de plusieurs autres superposées et de plus en plus petites, s'élevant jusqu'à la hauteur de trois mètres. Du centre de la plus élevée s'élançait un jet d'eau minérale qui retombait successivement de toutes les vasques sous forme de pluie.

Dans ces chutes successives de l'eau sulfureuse, les gaz qu'elle renferme se dégagent dans la salle dont l'atmosphère est tellement imprégnée de gaz sulfhydrique qu'une pièce d'argent devient noire en quatre minutes. Des clés graduées, placées sur les conduites, permettent d'augmenter ou de diminuer le volume de l'eau, servent à régler la quantité des gaz que l'on veut faire pénétrer dans la salle.

Telle fut, il y a trente-quatre ans, la première conception du principe de l'inhalation gazeuse qui, d'une observation empirique, devint une observation clinique tellement importante que, depuis, elle se répandit dans la science hydrologique et devint une méthode adoptée par la science. Frappés des résultats obtenus par les malades atteints de maladies des voies respiratoires par ce nouveau mode de traitement, un certain nombre d'établissements thermaux se décidèrent à construire des salles d'inhalation sur le modèle de celles d'Allevard. Une fois adoptée, cette méthode curative subit plusieurs transformations plus ou moins heureuses, suivant la composition chimique des eaux, car on comprend que pour l'installation d'une salle d'inhalation gazeuse, il est nécessaire que cette eau contienne des gaz à l'état libre, qu'ils puissent se dégager facilement dans l'air en quantité suffisante et sans être altérés.

C'est à partir de ce moment que date la prospérité d'Allevard. Les malades, attirés par les guérisons obtenues, arrivèrent en grand nombre et la nouvelle salle d'inhalation devint insuffisante et, après quatre ans, il était nécessaire de construire un bâtiment spécial où furent établies sept vastes salles d'inhalation, ayant sept mètres soixante-dix de longueur sur huit de largeur et sept de hauteur.

Un élégant péristyle donne accès à un vaste vestibule orné de peintures murales. Les fenêtres de ces salles ont trois mètres cinquante de hauteur, afin de faciliter le renouvellement de l'air. L'ameublement

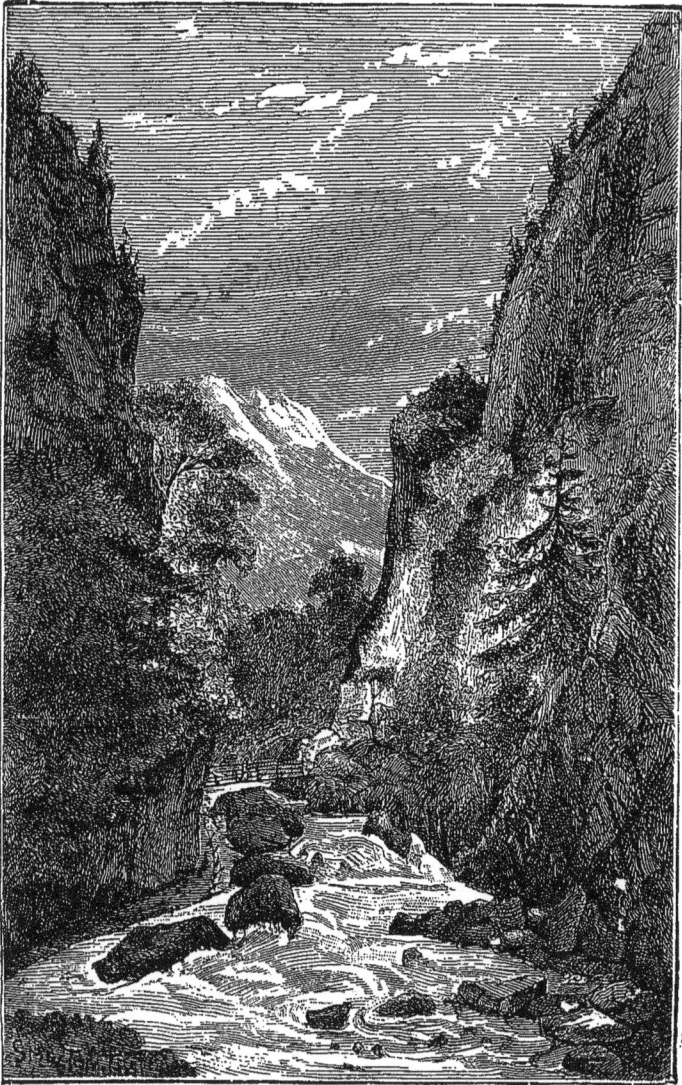

GORGE DU BOUT DU MONDE.

R.F.

des salles de première classe en est confortable et plus recherché que celui des autres salles. Au milieu de chacune d'elles se trouve un appareil semblable à celui qui vient d'être décrit. Dans ces salles se trouvent de petites tables sur lesquelles les malades peuvent écrire et sur lesquelles s'étalent les journaux du jour.

On voit quel succès a obtenu cette méthode qu'il ne faut pas confondre avec la pulvérisation, procédé indispensable lorsqu'il s'agit de dégager le principe sulfureux dans les eaux qui le contiennent à l'état de sulfure alcalin, soit de sodium ou de calcium, tel qu'on le trouve dans les Pyrénées ou à Enghien, à Schinznach ou à Marlioz. En imaginant son procédé de pulvérisation, Salles-Girons s'est basé sur ce phénomène chimique qui démontre que toutes les eaux sulfureuses, à principes fixes, sont décomposées par l'oxygène de l'air qui transforme en acide sulthydrique une partie du sulfure. De là la nécessité de réduire à l'état de poussière moléculaire l'eau minérale, afin que cette extrême division permette à l'oxygène de l'air d'exercer son action sur toutes les molécules du liquide, de faciliter la décomposition du sulfure et de le transformer en gaz sulfhydrique.

Il est donc bien évident que c'est à la station minérale d'Allevard que l'inhalation gazeuse a pris naissance, pour de là devenir si générale.

Les faits si remarquables d'amélioration, de guérison chez de nombreux malades affectés de bronchites chroniques, de laryngites, de pharyngites et de tuberculose ne s'expliquaient que difficilement. On savait bien que de tout temps les eaux sulfureuses produisaient des effets remarquables dans ces maladies, mais on ne pouvait pas expliquer ces résultats autrement que par l'action de ces principes sur l'économie. Les malades guérissaient sans que l'on put expliquer la cause des guérisons.

La découverte du *bacillus tuberculosus* de Koch et les recherches de Freschauer, en Allemagne, sur l'action du gaz sulfhydrique pur comme préservatif des affections contagieuses par leurs microbes, expériences insérées dans son mémoire publié en 1881, m'engagèrent à chercher quelle pouvait être l'action du gaz sulfhydrique sur les microbes. Je répétais les expériences du savant allemand sur ce gaz au point de vue de la préservation des affections contagieuses par leurs microbes et de son action préservative des champignons, pouvant se développer sur les substances fermentescibles.

Il me fut facile de constater que depuis l'installation des salles d'inhalation, datant de plus de vingt années, il ne s'était développé dans ces salles, ni dans celles où le gaz est associé aux vapeurs chaudes, aucune moisissure, aucun champignon, et que ce gaz avait préservé de la décomposition les banquettes en bois qui garnissent ces salles. Je constatais, par des expériences multipliées, que toutes les substances les plus fermentescibles ne pouvaient être atteintes, qu'aucun champignon ne pouvait s'y développer, bien qu'elles se trouvassent placées dans toutes les conditions les plus favorables d'humidité, de température pouvant déterminer leur développement.

Je répétais les expériences de Freschauer sur des tranches de pain, de fromage, sur la crème, sur les tranches d'orange et de citron, et après plusieurs mois de séjour dans l'atmosphère sulfhydriquée de ces salles, toutes ces substances étaient restées intactes.

Fraschauer ayant annoncé que les souris, auxquelles il avait inoculé le virus septique résistaient parfaitement à cette inoculation, lorsqu'elles étaient placées dans une atmosphère légèrement sulfhydriquée, tandis que d'autres souris, inoculées de la même façon, mais laissées à l'air libre succombaient rapidement, dans l'espérance de trouver la cause des nombreux cas de guérisons d'affections chroniques des voies respiratoires obtenues à Allevard depuis la création des salles d'inhalation de cet établissement, je me suis mis à étudier l'action du gaz sulfhydrique sur les crachats des phtisiques ainsi que sur tous les produits de l'expectoration provenant, soit des muqueuses des bronches dans la bronchite chronique, soit dans ceux où je constatai la présence du bacille de Koch.

Tenant compte des faits avancés par le savant allemand, je fis les expériences suivantes. Je pris 6 cobaies et 4 lapins, je leur fis des inoculations sous la peau, dans le péritoine des parties de crachats contenant des bacilles. Trois de ces cobaies et deux lapins furent placés dans deux cages qui séjournèrent dans une salle d'inhalation pendant six semaines.

Les autres cobaies et lapins restèrent à l'air libre. Les premiers, après 4 mois, étaient restés sains, tandis que les autres, qui n'avaient pas subi l'action du gaz sulfhydrique, étaient morts après 72 jours, et leur autopsie démontra l'existence d'une tuberculisation complète et d'une grande quantité de bacilles. Depuis j'ai multiplié mes observations, et toutes mes recherches me démontrèrent l'action nocive des gaz de l'atmosphère de ces salles sur les bacilles, et ce fut après de nombreuses expériences que j'adressai à l'Académie les résultats que j'avais obtenus.

Tous ces faits m'expliquèrent la cause des nombreuses guérisons de tuberculose obtenues depuis plus de 20 ans, c'est-à-dire depuis la création des salles d'inhalation à Allevard.

Ces expériences me conduisirent à étudier séparément quelle pouvait être l'action de chacun des gaz de la source minérale, gaz sulfhydrique, gaz azote et acide carbonique, sur le bacille et sur la composition des crachats chez les malades atteints de maladies des voies respiratoires et principalement sur les bacilles de la tuberculose.

Des effets nocifs des inhalations du gaz sulfhydrique, carbonique et azote sur les bacilles

Ayant reconnu, à la suite d'un certain nombre de recherches microscopiques, faites avec le plus grand soin, que chez les tuberculeux so umis à l'usage des salles d'inhalation d'Allevard, à leur action directe, que le nombre des microbes contenus dans les crachats diminuait progressivement à mesure de la durée du traitement, que des malades affectés au 1er degré et même au 2e degré, n'en rendaient plus après un certain nombre de jours pendant lesquels ils avaient suivi leur traitement je fis des expériences comparatives, soit sur des animaux vivants, soit au moyen de cultures.

Je prenais des crachats venant d'être expectorés par des tuberculeux n'ayant subi aucun contact avec les gaz de la source. Après avoir constaté qu'ils contenaient des bacilles, j'en inoculais des fragments à des cobaies qui, après un temps variant d'un à 3 mois, devinrent tous tuberculeux, tandis que tous ceux qui furent inoculés avec d'autres fragments préalablement soumis à l'action des gaz continuèrent à être bien portants après plusieurs mois.

Il me parut important de rechercher quelle pouvait être l'action de chacun des gaz sur le bacille de la tuberculose. J'expérimentai séparément chacun des gaz contenus dans l'eau d'Allevard, afin de bien connaître l'action de chacun d'eux sur la tuberculose, sur le bacille. Voici les résultats obtenus.

Expériences avec le gaz sulfhydrique

Pour obtenir le gaz sulfhydrique pur, je me suis servi de l'appareil des chimistes allemands qui permet d'obtenir extemporairement le gaz, en ouvrant simplement un robinet: cet appareil est construit sur le principe de la lampe de Gay-Lussac, et connu sous le nom d'appareil de Kipp.

Dans ces expériences, j'ai recherché quelle était la quantité de ce gaz qu'un malade pouvait respirer sans être incommodé et j'ai adopté pour ces inhalations le gaz qui se dégage de flacons d'eau saturée de gaz sulfhydrique par 2 volumes pour 1 volume d'eau répandue dans l'atmosphère d'une salle, donnant ainsi par litre d'air que le malade respire, 24 centimètres cubes de gaz, quantité égale à celle que contient l'eau sulfureuse d'Allevard.

Ces expériences ont été faites d'abord sur des cobaies et des lapins.

PREMIÈRE EXPÉRIENCE

Ayant constaté dans les crachats d'un tuberculeux la présence de nombreux bacilles, j'en ai inoculé des fragments à quatre lapins et à quatre cobaies, et je laissai deux lapins et deux cobaies à l'air libre. Les autres furent placés dans une petite chambre et soumis chaque jour à l'inhalation du gaz sulfhydrique pur pendant 3 heures: après 4 mois, les quatre premiers étaient morts tuberculeux, tandis que ceux qui avaient respiré le gaz étaient bien portants.

DEUXIÈME EXPÉRIENCE

Les cultures faites avec des crachats bacillaires soumis à l'action d'un courant de gaz sulfhydrique pendant 25 minutes sont toutes restées stériles et les animaux inoculés avec ces mêmes fragments sont restés en bonne santé. Au contraire, les cultures faites avec des parties de ces crachats n'ayant pas été mis en contact avec le gaz sulfhydrique ont donné lieu à une prolification de bacilles très abondante.

TROISIÈME EXPÉRIENCE

Ayant constaté chez un malade de la Suisse, qui nous avait été adressé par le docteur Mayor, de Genève, la présence de nombreux bacilles dans les crachats de ce jeune homme affecté de tuberculose au deuxième degré, je l'ai soumis à l'inhalation du gaz sulfhydrique pur, en lui faisant respirer les gaz se dégageant dans une petite chambre, à la dose de 24 centimètres cubes — quantité contenue dans l'eau d'Allevard, — pendant deux heures par jour, par séances de vingt minutes. Les crachats furent examinés tous les cinq jours. Après dix-sept jours d'inhalation, le nombre des bacilles avait un peu diminué, les crachats étaient moins purulents, plus muqueux. Après vingt jours, le malade avait repris un peu d'appétit, les forces étaient meilleures et la toux avait sensiblement diminué.

Il me fut facile de constater qu'à mesure que le nombre des bacilles diminuait, les crachats devenaient plus muqueux, moins abondants, phénomène que j'avais constamment observé chez les malades soumis à Allevard à l'usage des inhalations. Après 3 mois de cette médication, soutenu par un régime tonique, le malade allait beaucoup mieux et cette diminution était en rapport avec la diminution du nombre des bacilles.

De l'action de l'acide carbonique

Dans le but de rechercher quelle pouvait être l'influence de la respiration du gaz acide carbonique sur les bacilles, et ses effets dans les cas de bronchites chroniques et de la phtisie, m'inspirant des belles expériences de Desmarquay, de Magendie et de Brown-Séquard, sur l'action de l'acide carbonique dans ces maladies, j'instituais une série d'expériences en suivant les procédés de M. Raymond, professeur agrégé de la Faculté de médecine de Paris, et de M. Arthaud, chef des travaux du laboratoire de physiologie générale du Muséum, qui ont démontré que le gaz acide carbonique inhalé détruisait les microbes et constituait un excellent moyen curatif de la phtisie. C'est au mois d'avril 1886, que ces savants ont publié leurs expériences dans un mémoire spécial Depuis lors, plusieurs travaux ont été publiés sur cette question ; ainsi dernièrement le savant physiologiste Brown-Séquard a fait à l'Académie des Sciences une déclaration dans laquelle il a exposé les remarquables effets nocifs de ce gaz sur le microbe de la tuberculose et sur les propriétés curatives de ce gaz dans la phtisie. Les médecins de Royat, d'Ems, de Saint-Alban, de Marienbad ont depuis longtemps admis cette propriété curative de la phtisie.

En Angleterre, Simpson a employé l'inhalation de ce gaz comme anesthésique de la muqueuse dans les maladies du larynx, de la trachée et des bronches. Bischoff et Emmoser ont fait des expériences sur l'acide carbonique à Ems ; ils déclarèrent que la respiration des malades en devenait plus facile, l'expectoration moins abondante, que le soulagement obtenu était très remarquable. Ils ajoutèrent que dans un certain nombre d'affections chroniques : phtisie, bronchite, laryngite, le soulagement a été prompt et permanent. Le docteur Splenger a remarqué que depuis longtemps, à Ems, le gaz acide carbonique, associé aux vapeurs qui se dégagent de la source Kesselbrunnen, déterminent une sensation de bien-être aux malades atteints d'affections chroniques de l'appareil pulmonaire.

A Saint-Alban où les malades respirent ce gaz, suivant le docteur Terver, une remarque générale est que les malades soumis à l'inhalation du gaz acide carbonique éprouvent une plus grande liberté dans l'action des poumons, que leur toux est calmée.

D'après le professeur Laschner, de Prague, c'est à l'absorption de ce gaz par les poumons qu'il faut principalement rapporter les effets obtenus sur les organes respiratoires.

Loesch a résumé ainsi les indications de la médication des voies respiratoires par les inhalations d'acide carbonique. Elles sont surtout avantageuses dans les cas de dyspnée dépendant de l'accumulation de mucosités dans les vésicules pulmonaires ou d'emphysème.

D'après M. Villemin, les inhalations de ce gaz produisent une excitation suivie d'un effet de sédation qui paraît dépendre d'une action spéciale du gaz sur les nerfs et sur les centres nerveux, la respiration devient plus facile, la toux se calme, la circulation se ralentit.

Dans son important ouvrage sur les eaux minérales de l'Europe, le docteur Herpin s'exprime ainsi sur l'action du gaz carbonique et des eaux carbo-gazeuses :

« L'acide carbonique est l'esprit vital des eaux minérales ; c'est un de leurs principes les plus utiles et les plus efficaces. Non seulement il aide, il soutient, il renforce l'action des principes minéralisateurs contenus dans les eaux, mais il a encore par lui-même une action propre, une efficacité particulière et incontestable sur l'organisme. »

L'action des eaux carbo-gazeuses sur les poumons est aussi des plus importantes et des plus précieuses.

Qu'elle soit le résultat d'une stimulation spécifique de cet organe, ou bien de l'effet chimique du carbone qui surabonde dans le sang, et qui alors est sécrété en plus grande proportion par les poumons ; que ce soit enfin le résultat des deux causes réunies, l'expérience a démontré que l'usage des eaux gazeuses produit les plus heureux résultats chez les personnes dont les poumons sont extrêmement irritables, disposées aux congestions pulmonaires, au crachement du sang et à la tuberculose.

Il est démontré que l'acide carbonique est du petit nombre des médicaments qui, dans toutes les variétés de phtisie pulmonaire, soit muqueuse, scrofuleuse, purulente, exercent une influence des plus salutaires ; il facilite l'expectoration, en améliore la nature, en diminue la quantité ; il apaise la fièvre hestique. Hufelaud a signalé les bons effets de l'eau de Selters, et d'autres analogues chez les phtisiques. Il écrivait qu'elles sont recommandées contre les maladies chroniques de la poitrine, dans la disposition à la phtisie et que sa propre expérience l'avait convaincu des bons effets que le gaz acide carbonique produisait dans cette maladie, surtout chez les personnes sensibles, disposées aux congestions.

Les travaux de Desmarquay ont démontré l'action curative de ce gaz dans les affections chroniques des voies respiratoires.

Nous avons inoculé à des cobaies des fragments de crachats bacillaires et nous les avons soumis à l'action d'une certaine proportion de gaz acide carbonique mélangé à l'air atmosphérique et tous ces animaux sont devenus tuberculeux. Ces expériences ont été répétées plusieurs fois sans succès.

Nous avons exposé des fragments de crachats bacillaires à un courant de gaz acide carbonique pendant vingt-quatre heures, après lesquelles nous les avons inoculé à des lapins et à des cobaies qui sont tous devenus phtisiques. Toutes les cultures faites avec ces fragments soumis à l'action de l'acide carbonique ont proliféré rapidement ; mais, si nous devons conclure que l'acide carbonique n'exerçait aucune influence nocive sur les bacilles, nous pouvons affirmer que l'inhalation de ce gaz modifie l'expectoration muqueuse, calme la toux, diminue le nombre des crachats et exerce une action très remarquable dans les produits de l'expectoration des bronches dans la tuberculose. Elle produit évidemment les meilleurs effets dans la bronchite.

De l'action du gaz azote dans la tuberculose

On vient de voir quelle était l'action produite par l'inhalation des gaz sulfhydrique et acide carbonique dans les diverses affections des muqueuses respiratoires, ainsi que sur le bacille de la tuberculose.

L'atmosphère des salles d'inhalation contenant une notable proportion d'azote provenant soit de la quantité qu'en renferme l'air atmosphérique, soit des quarante-et-un centimètres cubes de ce gaz que contient l'eau minérale, il était très important et nécessaire d'étudier aussi le rôle et l'action de ce principe gazeux auquel les praticiens espagnols attribuent une grande importance dans le traitement de la tuberculose.

Avant les travaux de Nysten, un certain nombre de médecins s'étaient livrés à des recherches sur l'action et les propriétés thérapeutiques de l'azote, mais c'est à Nysten auquel on doit les recherches les plus sérieuses. Il avait pensé qu'en rendant l'air moins excitant par une augmentation de l'azote, on le ferait respirer avec avantage aux individus atteints d'affection des organes respiratoires.

Cette propriété anesthésique est utilisée depuis longtemps en Espagne à l'établissement thermal de Penticosa, ainsi que dans plusieurs autres stations minérales de ce pays, où les tuberculeux sont soumis à l'inhalation de ce gaz qui se dégage de l'eau minérale. Pendant le Congrès réuni à Grenoble de l'Association Française pour l'avancement des Sciences, le médecin de Penticosa a fait sur les propriétés curatives de ce principe gazeux une communication très remarquable, à la section de médecine, sur les observations de guérisons de tuberculose obtenues par les inhalations de ce gaz.

Depuis quarante années, les médecins espagnols font figurer les eaux azotées dans leurs classifications hydrologiques.

Le docteur Espina vient de publier un travail très important sur Penticosa, s'appuyant sur les observations cliniques et les études qui ont démontré l'utilité de l'azote pour soulager et guérir les affections chroniques des voies respiratoires.

Le docteur Hernaudes-Silva attribue à ces eaux des effets sédatifs et réparateurs, soit qu'elles soient introduites dans l'économie par l'absorption directe, soit par l'inhalation ou par la boisson.

Suivant le docteur Espina, l'inhalation de l'azote rend la respiration plus facile. S'il existe de la toux, des picotements au larynx, ils se calment par l'inhalation. Sous l'influence de la boisson de ces eaux azotées, les fonctions digestives se réveillent, l'appétit revient et les digestions sont meilleures.

Ce praticien ajoute qu'elles apportent le calme dans toutes les fonctions, en diminuant la fréquence des contractions cardiaques et en abaissant la tension artérielle.

Cette médication a pris en Espagne une grande extension ; aussi les villes de Madrid, de Séville, de Saragosse, de Barcelone ont-elles créé des établissements particuliers où l'on fait usage soit de la boisson, soit de l'inhalation avec des eaux azotées, dont les sources sont si nombreuses dans les Pyrénées.

Désirant m'assurer des effets produits par ce gaz dans la tuberculose, j'ai fait respirer ce gaz pur à des animaux tuberculeux : lapins, cobaies, et je n'ai obtenu aucun résultat appréciable. J'ai exposé des crachats bacillaires à un courant de ce gaz et, malgré que j'eusse prolongé leur contact avec ce gaz pendant plusieurs heures, les animaux inoculés avec ces fragments sont tous devenus phtisiques. Ayant essayé des cultures, j'ai toujours réussi à obtenir des proliférations abondantes. Chez trois malades tuberculeux au premier, au deuxième et au troisième degré, j'ai observé que la toux se calmait dans les cas du premier et du deuxième degré, que les crachats au deuxième et au troisième degré devenaient plus muqueux, mais que cette inhalation ne produisait aucun effet nocif sur les bacilles.

Il résulte de toutes mes observations sur l'action de l'inhalation de l'azote, que ce gaz produit des effets sédatifs remarquables chez les malades affectés de quintes de toux pénible, qu'il calme les picotements incessants que l'on observe dans les irritations du larynx, de la trachée artère, qu'il est utile pour calmer, arrêter les accès de toux qui accompagnent la coqueluche et que l'on observe au début de la tuberculose.

Quelles conclusions peut-on tirer de toutes les expériences que j'ai faites sur l'action des gaz qui constituent l'atmosphère des salles d'inhalation d'Allevard et sur leur action séparée. Les études, les recherches des différents auteurs que je viens de citer, ont affirmé que l'inhalation de ces gaz tuait les microbes de la tuberculose et s'opposait à toutes cultures.

Sans nier d'une manière absolue l'action nocive des gaz acide carbonique et azote, mes expériences me permettent de dire que c'est le gaz acide sulfhydrique qui me paraît jouer d'une manière plus positive de ce pouvoir destructif qui rend impossible toutes cultures en s'opposant à toute prolifération bacillaire.

Toutes les observations que j'ai recueillies à Allevard depuis plus de vingt années sur un grand nombre de tuberculeux, dont la guérison s'est maintenue, confirment la puissance curative du mode de traitement par les inhalations gazeuses que j'ai créées à Allevard. Mes recherches me font considérer l'action des gaz acide carbonique et azote agissant seulement comme des adjuvants du gaz sulfhydrique. Ces gaz produisent une sédation positive qui exerce son action directe sur les nerfs de l'appareil pulmonaire.

Il y a quatre ans, dans notre mémoire adressé à l'Académie de Médecine, nous avons exposé toutes nos expériences sur les animaux, soit par les inoculations, soit par les cultures qui nous ont donné la preuve que tout crachat bacillaire exposé au courant du gaz sulfhydrique ne pouvait plus produire la tuberculose et qu'il rendait stérile toutes cultures. Nous ajoutions, de plus, nous appuyant sur de nombreuses expériences, que les crachats bacillaires des tuberculeux, qui séjournaient dans les salles d'inhalation d'Allevard, ne pouvaient plus transmettre la maladie et fertiliser des cultures.

Dans deux autres mémoires adressés à l'Académie de Médecine et à l'Académie des Sciences, nous disions que tous les faits que nous avions annoncés, que toutes nos expériences avaient été renouvelées et contrôlées au laboratoire de la Faculté de Médecine de Montpellier, et qu'à la suite de ces recherches, un jeune médecin de cette localité, le docteur Pilatte, avait rédigé sa thèse sur cet important sujet, et déclarait qu'après avoir expérimenté, de concert avec deux professeurs, MM. Mairet et Cavallier, avoir essayé tous les antiseptiques connus, il n'avait trouvé que le gaz sulfhydrique qui possédât la faculté de détruire le bacille de la tuberculose ainsi que l'avait annoncé le docteur Niepce.

Dans tous nos rapports annuels adressés à l'Académie de Médecine, qui nous ont valu, de la part de cette Société savante, une médaille d'or, nous appuyant sur de nombreuses observations recueillies avec le plus grand soin, nous avons toujours démontré que l'inhalation de ces gaz produisait chez les tuberculeux des effets sédatifs et curatifs certains, dans un grand nombre de cas, lorsque la maladie n'était qu'au premier degré et même lorsqu'elle était arrivée au deuxième degré ; que, chez les phtisiques au troisième degré, les guérisons étaient plus rares, mais que ces inhalations pouvaient encore améliorer l'état de ces malades ; que, loin de produire des effets congestifs, elles ne provoquaient jamais d'hémoptisie. Ce qui démontre, de la façon la plus évidente, la plus certaine, la puissance de cette médication, c'est l'affluence des malades tuberculeux qui, depuis plus de vingt années, viennent chercher à Allevard le soulagement et la guérison.

Pendant chaque saison thermale, il vient à Allevard des médecins anglais, italiens, américains, suisses pour étudier cette méthode de l'inhalation et tous ont constaté les heureux résultats obtenus par cette médication.

Pendant la réunion du Congrès de l'Association française pour l'avancement des Sciences, tenue à Grenoble au mois d'août 1885, plus de soixante médecins de la section médicale, parmi lesquels nous signalons : MM. Potain, Bergeron, Constantin Paul, Hardy, Hayem, Gouguenheim, Guesneau de Mussy, Moissenet, Gingheot, Pachioti, Ollier, Gamba de Turin, sont venus à Allevard pour étudier cette méthode dont ils connaissaient la valeur par les nombreux malades qu'ils y envoyaient chaque année. Ils ont pu voir fonctionner ces salles, interroger les malades et se rendre ainsi compte, par cette observation directe, des effets de la médication et de sa puissance curative.

Quelle conclusion peut-on tirer de tous les faits que je viens de signaler ?

Toutes les expériences que j'ai faites sur les gaz acide sulfhydrique, acide carbonique et azote m'ont démontré que j'étais en droit de dire que l'inhalation seule du gaz sulfhydrique exerce une action nocive sur les microbes, fait contrôlé et vérifié au laboratoire de la Faculté de Médecine de Montpellier. Il est donc permis de conclure que le gaz sulfhydrique seul tue le bacille et, comme il est reconnu de la manière la plus positive que ce microbe seul peut engendrer la tuberculose, sa destruction conduit évidemment à la guérison de la maladie.

L'inhalation du gaz acide carbonique et du gaz azote exerçant une action anesthésique bien définie, tempérant la congestion, modérant l'excitation de la muqueuse et du tissu propre des poumons, est un puissant adjuvant à l'action du gaz sulfhydrique, diminuant d'une manière très notable les sécrétions des bronches dans la tuberculose. Ainsi s'explique l'absence complète de congestion des poumons, d'hémoptisie chez les malades faisant usage de ce mode de traitement.

DES SALLES D'INHALATION GAZEUSE

Effets physiologiques. — Respiration. — Mouvements du cœur. — Hématose

Portés directement sur les poumons par l'inhalation, les gaz sulfhydrique et azote déterminent sur ces organes un effet sédatif marqué, lorsque son action n'est pas trop prolongée. Trousseau avait déjà constaté ce fait : l'inhalation du gaz sulfhydrique respiré pendant un temps un peu long et à divers intervalles pendant la journée, calme la toux des malades et exerce une sédation très prononcée sur les mouvements du cœur ; ainsi les malades chez lesquels il existe, en même temps que l'affection des poumons, un état morbide du cœur, une lésion organique accompagnée de palpitations, l'inhalation gazeuse diminue ces battements du cœur et contribue ainsi à atténuer l'affection des poumons en diminuant la quantité du sang que le cœur envoie à ces organes. Les accidents hémoptoïques diminuent de fréquence, de quantité, sont calmés rapidement sous l'influence de l'inhalation peu prolongée du gaz, et répétées à diverses reprises dans la journée.

La sédation sur les mouvements du cœur, sur la circulation, se manifeste également quand bien même cet organe n'est point affecté, et l'on comprend dès lors le bien-être qui peut résulter pour les poumons de ce ralentissement de la circulation et par conséquent de l'afflux sanguin sur ces organes. Tous ces faits ont été observés et constatés par Grisole, Barth, Gendrin et Louis, qui ont été les premiers à diriger les phtisiques à Allevard.

Effets immédiats

Lorsqu'on entre dans la salle d'inhalation gazeuse, la première sensation qu'on éprouve est celle produite par l'odeur du gaz sulfhydrique ; après deux ou trois minutes on ressent au fond de la gorge un léger resserrement, une sorte de titillation accompagnée d'une saveur légèrement acidulée. Peu à peu on éprouve un léger serrement aux deux tempes, une sorte de cordon autour du front et quelquefois surviennent de légers bourdonnements d'oreille, accompagnés d'un peu de vertige : c'est le moment où il faut sortir de la salle. Il suffit de rester au grand air pendant quelques minutes pour que ces phénomènes se dissipent sans laisser de traces.

On peut de nouveau, après un quart d'heure, rentrer dans la salle, où l'on ressentira encore ces mêmes effets qui, après une expérience d'un ou deux jours, ne reviennent plus : l'homme en santé comme l'individu malade, sont acclimatés ; dès ce moment, la durée de l'inhalation peut être augmentée, et c'est alors que se présentent de nouveaux phénomènes du côté des organes de la respiration et de la circulation.

L'individu en santé, comme celui qui est malade, venant à séjourner dans cette salle pendant un certain nombre de minutes, dont la durée peut être augmentée chaque jour par suite de l'acclimatation dans ce milieu, éprouve la sensation d'une douce chaleur dans la poitrine ; sa respiration devient plus large, plus rapide et plus profonde. Quelquefois une légère toux se manifeste et cesse bientôt. Les asthmatiques en éprouvent un bien-être réel, par suite de la plus grande facilité de l'acte respiratoire.

Les effets sédatifs de l'inhalation ont été constatés par tous les médecins qui sont venus à Allevard. Les professeurs Adelon, Bourdon,

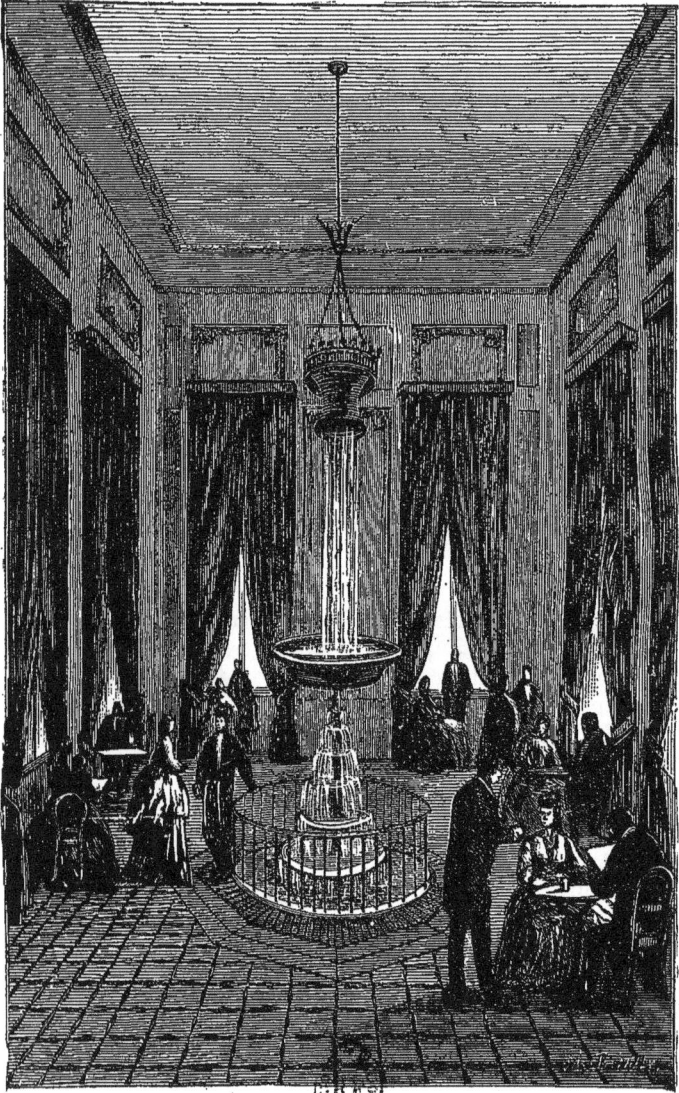

SALLE D'INHALATION GAZEUSE FROIDE

Guesneau de Mussy, Hardy, Tissier, Bouchacourt, Gubler ; les docteurs Rotureau, Constantin, Paul Guibout, qui se sont beaucoup occupés de la science hydrologique, ont tous constaté cette sédation. Le docteur Patissier, dans les *Annales hydrologiques*, déclare aussi que l'atmosphère de ces salles paraît si agréable aux malades que, peu d'instants après l'entrée, ils expriment la sensation de bien-être qu'ils éprouvent par ces mots : Que je me trouve bien ! Que je respire à l'aise ! Ces mots, ajoute-t-il, étaient prononcés par de jeunes phtisiques.

Les maîtres qui, comme on vient de le voir, ont constaté les effets sédatifs obtenus par les malades pendant leur séjour dans les salles d'inhalation, ont également constaté le ralentissement de la circulation et des battements du cœur. J'avais déjà observé l'abaissement du pouls chez les individus dont le cœur était à l'état normal, et j'avais constaté que les mouvements en étaient diminués dans les cas pathologiques. D'ailleurs, Trousseau avait dit : « Qu'il est certain que le système ner- « veux et le sang sont particulièrement influencés par le gaz sulfhy- « drique, qui a une vertu stupéfiante très manifeste. D'après cela, on « conçoit qu'il diminue l'excitation fluxionnaire du poumon dans les « catarrhes chroniques et dans les phtisies commençantes, et qu'il « ralentit les battements du cœur. »

Cette sédation se continue pendant toute la durée du séjour du malade dans la salle, pourvu qu'il ne dépasse pas vingt à vingt-cinq minutes par séance, qu'on renouvelle dans la journée et qui varie suivant la susceptibilité. Si la durée est trop prolongée, au bien-être éprouvé succède la sensation de chaleur dans la poitrine, de resserrement, de sécheresse de la gorge, de la toux. Ces phénomènes physiologiques annoncent qu'il faut sortir de la salle et aller respirer au grand air.

En résumant les effets produits par le séjour d'un individu dans la salle d'inhalation, on arrive à cette conclusion que j'ai déjà signalée souvent.

Savoir :

1re période — période de sédation.
2e période — période de retour.
3° période — période d'excitation.

Tels sont les phénomènes physiologiques produits par l'inhalation des gaz qui constituent l'atmosphère des salles d'Allevard. Au début, j'avais cru devoir attribuer tous ces effets à la présence du gaz sulfhydrique ; mais comme ces salles renferment aussi du gaz azote, il nous a paru nécessaire d'examiner quelle influence ces deux derniers principes gazeux pouvaient exercer sur l'économie et sur les organes de la respiration, si l'on veut arriver à un résultat clinique sérieux.

Analyse de l'air des Salles d'inhalation des Eaux d'Allevard

On comprend facilement l'importance de la recherche de la compo-sition chimique de l'air des salles d'inhalation, quand on sait que l'eau sulfureuse d'Allevard contient les gaz sulfhydrique, carbonique et azote, dans les proportions suivantes :

		Centimètres cubes
Gaz acide sulfhydrique libre		24,75
—	carbonique	97,00
—	azote	41,00

On comprend la nécessité de faire pénétrer dans cette salle un courant d'air pur constant, lorsqu'on sait que l'oxygène de l'air se combinant avec l'acide sulfhydrique, décompose ce gaz et donne lieu à la formation du soufre. Si l'on n'introduisait pas ainsi une quantié voulue d'air et par conséquent d'oxygène, il arriverait que l'atmosphère de cette salle contiendrait une trop grande quantité de gaz acide sulfhydrique, trop peu d'oxygène et deviendrait plutôt nuisible qu'utile.

De concert avec le général Morin et Ossian Henry, de l'Académie de Médecine, nous avons fait de nombreuses analyses de cet air. Il a fallu d'abord savoir combien il s'écoule d'eau sulfureuse par minute, et nous avons obtenu pour moyenne la quantité de 50 pour cent de ces gaz, qui se dégagent dans cette salle. Nous avons recherché la quantité moyenne de chacun de ces gaz, afin de savoir dans quelle proportion ils péné-traient dans la poitrine à chaque respiration. De plus, nous avons ana-lysé l'air rejeté par une personne, afin de savoir ce que deviennent ces gaz, s'ils pénétraient dans l'organisme, ou s'ils sont rejetés au dehors avec l'air et les produits de l'expiration.

L'analyse de ces gaz qu'une personne en santé respire par minute est de :

	Centimètres cubes
Gaz sulfhydrique	12,902
L'acide carbonique a fourni	18,267
La moyenne de l'oxygène a été de	19,27
Celle de l'azote a été de	80,73

La quantité d'oxygène a un peu diminué, et cette diminution tient à la décomposition de l'hydrogène sulfuré par l'oxygène, ce qui répand ainsi dans cette atmosphère, du soufre en nature entièrement divisé, qui pénètre dans les voies respiratoires en même temps que les gaz.

Ces analyses nous démontrent qu'un individu qui séjourne pendant une heure dans cette salle et qui fait pénétrer dans ses poumons 320 litres d'air, quantité moyenne que la respiration fait passer dans ses poumons pendant ce temps, respire :

		Centimètres cubes
Gaz acide sulfhydrique		720
—	carbonique	108
—	azote	240 litres
—	oxygène	63,52 litres

Cette grande proportion d'azote tient à ce que l'air en renferme 79,20.

On vient de voir quelle est la composition de l'air des salles d'inhalation et combien cette connaissance est utile ; mais aussi combien il est nécessaire de rechercher ce que deviennent ces différents principes gazeux lorsqu'ils ont pénétré dans le poumon et de là dans l'organisme, si une partie en est rejetée au dehors par l'expiration, si au contraire ils sont absorbés en totalité et ce qu'ils deviennent une fois qu'ils ont pénétré dans la circulation. Si le sang, les sueurs et les urines en éprouvent quelques modifications et s'ils sont éliminés par les sécrétions urinaires et cutanées.

Ce n'est donc que par une série d'expériences, souvent répétées dans les diverses phases, dans les divers degrés des maladies, que l'on peut arriver à des données à peu près certaines sur cet important sujet de physiologie, de chimie et de thérapeutiques thermales, si important à traiter.

Effets médiats

L'expérience nous a démontré que l'air rejeté par les malades atteints d'affections chroniques des voies respiratoires, contient d'autant moins d'acide carbonique que l'affection est plus grave, que toutes les fois que l'état des malades s'améliore, la quantité d'acide carbonique augmente en raison de la diminution du nombre des bacilles, des produits de la toux et de l'expectoration. Ces faits sont tellement certains, que la quantité plus ou moins grande de ce gaz expiré peut servir à faire connaître l'état stationnaire, l'amélioration de la maladie. Toutefois il ne faut pas oublier qu'un léger état inflammatoire augmente aussitôt la quantité d'acide carbonique.

Le gaz sulfhydrique qui pénètre dans les poumons, est entièrement absorbé pendant la première demi-heure du séjour d'un individu dans cette salle ; après la durée d'une heure, l'air expiré en contient des traces plus ou moins nombreuses, des quantités plus ou moins grandes, suivant que le séjour a été plus prolongé. Après quelques jours, la peau exhale une forte odeur sulfureuse par la transpiration insensible. Si l'individu, à la suite d'une marche rapide, vient à avoir une forte transpiration, il est facile de recueillir quelque petite quantité de sueurs dans laquelle on constate la présence du sulfure de sodium. Il en est de même de la sueur des phtisiques au troisième degré.

Les crachats des tuberculeux contiennent, après huit jours de l'usage des inhalations, du sulfure de sodium provenant du sérum du sang. Le docteur Clerc, en faisant des expériences sur les crachats qu'il expectorait, a constaté la présence de sulfure de potasse.

Nous avons recherché dans la bile rendue par les vomissements chez quelques malades, si l'on pouvait y rencontrer des traces de sulfure. Sur cinq expériences nous en avons trouvé deux fois.

L'analyse des urines provenant de plusieurs malades nous a fourni la preuve qu'elles contenaient des sulfates d'ammoniaque et des sulfures ; on obtenait souvent une réaction alcaline dans des urines traitées au moment de la miction.

L'étude de la sueur des malades présente un grand intérêt. Après six jours de l'usage des inhalations, la transpiration laisse dégager une forte odeur de soufre. Ayant recueilli une petite quantité de cette transpiration, nous avons reconnu qu'elle contenait du sulfure de sodium, que la réaction était alcaline. Ces observations ayant été faites chez des malades n'ayant fait usage que des inhalations sans avoir bu de l'eau sulfureuse, indiquent qu'une grande partie de l'acide sulthydrique a été absorbée et s'est répandue dans tout l'organisme.

Des différentes formes caractéristiques des bacilles de la tuberculose au double point de vue du diagnostic et du pronostic

Dans le remarquable travail publié par M. Raymond, médecin de l'hôpital Saint-Antoine, conjointement avec M. Arthaud, chef du laboratoire de physiologie générale au Muséum, ces savants se sont efforcés de résoudre le problème suivant :

Quelles sont les formes diverses que peut présenter le bacille tuberculeux et les syndrômes cliniques qu'il peut produire.

A la quatrième page de cet intéressant mémoire, ces savants s'expriment ainsi :

« Frœmkel, Galfky et tous les auteurs qui ont étudié la morphologie des bacilles et leur évolution dans les liquides de l'expectoration, ont déjà cité ce fait, que la forme des bacilles et leurs différences d'aspect étaient intimement liés à des différences de marche et d'évolution de la maladie.

« Nous avons d'abord, comme point de départ, étudié ces variations sur l'animal et sur l'homme et nous sommes arrivés à nous convaincre de la vérité des faits énoncés par les auteurs précités. Nous pouvons en effet créer, d'après la forme de l'aspect du bacille, diverses catégories de tuberculoses. »

La lecture de ce travail nous a engagé à étudier, à reconnaître ces différentes formes des bacilles chez plusieurs malades tuberculeux venus à Allevard pendant les deux dernières saisons thermales et, dans un numéro de la *Gazette médicale d'Allevard*, nous avons publié le résultat de nos recherches.

Nous avons reconnu que dans la phtisie aiguë à marche rapide, le bacille affecte le plus souvent la forme d'un bâtonnet court, assez gros, avec les extrémités bien terminées. Il est le type du bacille dans la variété la plus virulente de la tuberculose.

Lorsque la maladie revêt la forme sub-aiguë le bacille est plus grêle, plus long et les spores sont plus apparents. Dans la phtisie torpide, à marche très lente, les bacilles deviennent encore plus allongés, se divisent, se séparent en segments contenant des traces de spores et dans un grand nombre de cas, nous avons constaté des amas de bacilles accolés ensemble, comme on les rencontre dans la tuberculose ordinaire.

D'après les études de MM. Raymond et Arthaud, ce ne sont pas là les seules formules du bacille tuberculeux ; ainsi ils disaient : « à côté des formes bacillaires pures nous avons trouvé des formes moins caractérisées et dont l'interprétation nous eut été difficile sans le procédé d'Erlich.

« Dans les poumons atteints de tuberculose torpide, dans les abcès ossifluents, dans les tuberculoses locales, nous avons trouvé fréquemment un nombre considérable de spores réunis en amas libres ou englobées dans une masse cellulaire frappée par la nécrose de coagulation. A côté de ses amas, peu ou point de bacilles, et il était souvent nécessaire de faire un grand nombre de préparations pour découvrir une forme bacillaire rarement bien nette et bien typique. »

L'étude de ces diverses formes de bacilles nous a paru très utile ; aussi, pendant la saison thermale de cette année, nous avons fait de nombreuses recherches qui nous ont permis de constater que toutes les fois que dans les crachats d'un malade nous constations la présence de bâtonnets courts, volumineux, le nombre des bacilles diminuait très lentement par les séjours du malade dans les salles d'inhalation, car dans ces cas, nous avons toujours observé que la maladie revêtait la marche aiguë et rapide. Toutes les fois que nous constations, à l'arrivée du malade, qu'il avait de la fièvre le soir et pendant la nuit, qu'il avait de fortes transpirations comme on le voit chez les phtisiques au troisième degré, nous étions certain de trouver des bacilles courts, à formes arrondies et bien terminées.

La recherche de la forme des bacilles nous a permis quelquefois de craindre une tuberculose aiguë rapide lorsqu'elles présentaient un corps court, à contours bien limités et, dans ces cas, nous avons dû conseiller aux malades les inhalations dans les salles de vapeurs mélangées aux gaz, de préférence à l'usage des salles d'inhalation gazeuse.

Nous avons toujours constaté dans la forme sub-aiguë alors que les bacilles étaient allongés, plus minces et les spores plus abondants et libres dans les éléments cellulaires, que les inhalations gazeuses avaient leur indication bien marquée. Dans ces cas-là, après dix à douze jours de traitement, le nombre des bacilles diminuait et, à mesure de leur diminution, l'amélioration de la maladie s'accentuait visiblement. L'expectoration diminuait, devenait moins épaisse, plus muqueuse, l'appétit revenait et le malade prenait de l'embonpoint.

Lorsque nous constations la présence de bacilles plus allongés que les précédents, que l'on trouve dans les fragments de la séparation des microbes, un plus grand nombre de traces de sporulation, nous étions certain d'avance que la maladie datait de longtemps, que sa marche très lente avait fait supposer au malade qu'il n'avait qu'une bronchite. Dans ces cas, nous avons toujours constaté que, sous l'influence de la respiration des gaz, le nombre des bacilles devenait plus rare à mesure de la durée du traitement et que l'amélioration arrivait en même temps, chez ces malades à forme lente, nous avons constaté plusieurs fois un grand nombre de spores réunis en amas, libres ou englobés dans une masse de cellules coagulées.

Tout ce que nous venons de dire sur les différents caractères, sur les diverses formes que revêtent les bacilles offre au médecin de précieuses indications pour son diagnostic et son pronostic.

Dans certains cas où l'auscultation laisse des doutes, l'examen attentif des produits de l'expectoration permettra d'indiquer, même au début de la maladie, quelle sera sa marche et sa terminaison plus ou moins rapide et fatale.

Il guidera le praticien sur la thérapeutique qu'il devra mettre en usage.

En présence des succès et des insuccès de guérisons de phtisiques que nous avons obtenues à Allevard dans notre longue pratique, nous nous sommes souvent demandé quelles sont les conditions qui peuvent influer sur la gravité de la maladie ? Nous avons étudié les différences que la maladie présente dans son origine, dans son développement. Lorsqu'elle est héréditaire, elle est souvent très grave et plus difficile à guérir par le traitement thermal que lorsqu'elle est acquise. La tuberculose compliquant le diabète est plus grave que celle qui est liée à la scrofule. Avant de formuler notre pronostic au début du traitement thermal d'un tuberculeux à son arrivée à Allevard, nous étudions avec soin les conditions d'âge, de sexe, de positions sociales. Nous recherchons quels ont été les moyens curatifs qui ont été employés.

Nous avons reconnu l'exactitude des faits signalés par M. Jaccoud qui établit au point de vue de l'évolution ultérieure de la maladie et la forme pneumonique.

La fièvre a une valeur très grande pour le pronostic. « Dans les formes lentes, dit M. Jaccoud, la précocité dans les formes pneumoniques, la durée de la fièvre : voilà ce qui domine la situation. Tant qu'il y a de la fièvre, pas d'amélioration possible. On a souvent critiqué les dénominations antagonistes de phtisie active ou floride et de phtisie passive ou torpide ; ces critiques ne semblent pas justifiés, car, si l'on entend par phtisie floride une phtisie ordinairement fébrile chez un malade excitable, et par phtisie torpide une phtisie ordinairement apyrétique chez un malade sans excitabilité anormale, je déclare sans hésitation qu'il n'y a pas dans toute l'histoire clinique de la maladie, une division plus légitime et en même temps plus fructueuse au point de vue du pronostic et du traitement. »

Au début du traitement nous étudions avec soin quelle peut être l'excitabilité névro-vasculaire, c'est-à-dire l'éréthisme que peut présenter le malade, qui se manifeste soit par des palpitations, soit par une disposition fébrile ou hémorrhagique qui exige un mode spécial de l'emploi des inhalations.

Nous avons dit souvent que les hémorrhagies étaient très rares à Allevard, et que chez les phtisiques qui avaient été atteints avant de venir à Allevard elles ne s'opposaient nullement à l'usage de la médication thermale. Nous avons reconnu la justesse des paroles du professeur Germain Sée qui déclare qu'elles n'ont pas toujours une influence néfaste comme on le croit généralement, et qu'elles causent plus de frayeur que de désastres. Notre longue expérience nous a démontré que cette prédisposition, loin d'être un obstacle à la cure thermale, disparaissait sous l'influence de ce traitement qui doit être considéré comme un puissant moyen sédatif, et souvent, à l'arrivée des malades disposés aux hémorrhagies, nous les avons vus céder de suite à la médication thermale, et surtout à l'action de l'inhalation des gaz de la source.

« L'appréciation de curabilité, dit M. Jaccoud, est un problème purement individuel, qui surgit, dans une intégralité toujours renaissante, à l'occasion de chaque malade. »

Notre longue pratique à Allevard nous a permis de constater que la phtisie était curable, car nous connaissons des malades complètement guéris, depuis plus de quinze années, qui jouissent actuellement d'une bonne santé.

Nous pouvons donc assurer que la phtisie est curable, qu'elle l'est à ses diverses phases, et dans toutes ses formes, surtout au premier et au deuxième degré.

Elle est surtout guérissable lorsque les lésions sont peu étendues, que les tubercules prennent la forme scléreuse, pourvu toutefois que les bacilles ne s'échappent pas de la partie scléreuse qui les renferme. N'est-il pas évident que si la sclérose se manifeste, la tuberculose se localise et se trouve arrêtée dans sa marche, ce que les autopsies faites dans les hôpitaux ont parfaitement démontré.

DU TRAITEMENT DE LA TUBERCULOSE
PAR LES INHALATIONS GAZEUSES
dans les Salles d'inhalation de l'Etablissement thermal d'Allevard

Il y a quelques années, avant la découverte de Koch, dans un mémoire adressé à l'Académie de Médecine, nous disions que dans l'étude de la nature et des causes de la tuberculose, il fallait pénétrer plus avant qu'on ne le fait, au moyen des recherches histologiques, l'observation clinique nous démontrant que la manifestation de la phtisie doit être considérée comme le résultat et la preuve d'une diminution sérieuse peut-être finale de l'énergie nerveuse et vitale. En d'autres termes, qu'on peut la regarder comme l'évidence indubitable d'une ruine de l'organisme, par suite de manque de puissance nerveuse et d'activité vitale, déterminée par une cause qui, jusqu'à ce jour, a échappé à toutes les recherches. Cette cause, que nous avions prévue dans un mémoire publié en 1876, existe et elle est admise par tous les savants qui se sont livrés à cette étude, tels que MM. Debove, Hérard, Germain Sée, Cornil, Brouardel. Depuis la création des salles d'inhalation à Allevard, il y a vingt-sept années, j'avais obtenu un certain nombre de guérisons de phtisie que j'attribuais aux modifications reconstituantes résultant de la modification thermale ; ce fut après la découverte de Koch, que je cherchais quelle pouvait être l'action du gaz sulfhydrique sur le bacille de Koch contenu dans les crachats.

Je fis de nombreuses inoculations sur les lapins et les cobaies avec des crachats bacillaires. Toutes les fois que ces crachats avaient été soumis à l'influence des gaz qui composent l'atmosphère des salles d'inhalation, ces animaux ne contractaient pas la maladie ; mais que si ces mêmes crachats ne subissaient pas le contact de ces gaz, l'inoculation rendait tuberculeux tous ces animaux. J'essayais de nombreuses cultures qui restèrent stériles lorsque les microbes avaient été exposés à l'action de ces gaz, tandis que, dans le cas contraire, la prolifération des bacilles avait toujours lieu. J'en tirais la conclusion certaine, c'est que les bacilles étaient toujours l'unique cause de la tuberculose, que le gaz sulfhydrique était l'unique moyen de les détruire et qu'en détruisant la cause de cette maladie, je devais attribuer les guérisons que j'avais obtenues à l'action essentiellement *nocive* de ces gaz sur les microbes.

Je consignais toutes mes recherches dans un mémoire que j'adressais à l'Académie de Médecine et qui donna lieu à de nombreux travaux publiés par divers auteurs et confirmant d'une manière absolue tout ce que j'avais avancé. De plus, au Laboratoire de la Faculté de Médecine de Montpellier, un jeune médecin, le docteur Pilatte, avec le concours de deux professeurs, MM. Mairet et Cavallier, fit de nombreuses expériences sur tous les antiseptiques connus et démontra que, seul, le gaz sulfhydrique jouissait de la propriété exclusive de tuer les microbes de la tuberculose.

Ainsi s'expliquaient les faits nombreux d'améliorations et de guérison de tuberculose que j'avais obtenus par cette méthode si précieuse de l'inhalation que j'avais créée à Allevard.

Tous ces faits ont été étudiés, vérifiés en Allemagne et en Angleterre ; aussi voyons-nous venir à Allevard, depuis cette époque, beaucoup de tuberculeux qui viennent suivre cette médication. Dans un long mémoire que j'ai adressé à l'Académie des Sciences et ayant pour titre : *De la Contagion et de la Contagiosité de la Tuberculose*, j'ai réuni un grand nombre d'observations venant à l'appui de l'exactitude de cette idée que la tuberculose ou du moins son germe, se transmettait d'un individu à un autre au moyen du bacille. J'indiquais ainsi, par des faits incontestables, la virulence du microbe et le moyen de le détruire et, par conséquent, de le guérir.

Il est essentiel d'ajouter à l'action de ces principes gazeux jouissant de la propriété de tuer le bacille, cause de la maladie, tous les moyens hygiéniques capables de modifier la constitution, de relever les forces du malade par une alimentation réparatrice. Il est évident que la tuberculose doit être regardée comme le résultat et la preuve d'une diminution sérieuse, le plus souvent finale de l'énergie nerveuse et vitale, et que le bacille détermine un véritable empoisonnement de l'organisme. On peut donc regarder cette maladie comme l'évidence d'une ruine commençante de l'organisation, par suite du défaut de puissance vitale, de réaction contre les effets dissolvants du microbe.

Il est donc évident que l'état morbide fera certainement des progrès et la vie sera anéantie, dans un temps plus ou moins long, selon la constitution du malade et la forme de la maladie, à moins que les bacilles étant détruits, la vitalité de l'individu ne soit excitée, ravivée et modifiée. Il est donc de toute nécessité de modifier les constitutions, de réveiller les forces affaiblies et le traitement par les eaux d'Allevard remplit parfaitement ces conditions. Les enfants nés de parents tuberculeux affaiblis, qui viennent au monde dans ces conditions défavorables, comme les plantes, peuvent présenter d'abord l'apparence de la santé, peuvent être beaux et vigoureux ; mais cette condition ne dure pas. C'est une déception, car la vitalité originelle, héritée, est défectueuse. M. le professeur Laudouzy n'a-t-il pas trouvé chez vingt-trois enfants morts-nés, dont il a fait les autopsies, la présence des bacilles. D'ailleurs, les observations que j'ai publiées d'individus chez lesquels j'ai trouvé des microbes dans le liquide spermique, prouvent que ces malades peuvent atteindre l'âge de quinze, dix-huit, vingt, vingt-cinq années avec toute l'apparence de la santé, et cependant, jusque-là, ils étaient doués d'une vitalité défectueuse. Ils ont épuisé la dose de vitalité qu'ils ont reçue de leurs parents. Ils ont usé entièrement leur capacité et leur puissance constitutionnelles, et la ruine de leur organisation se manifeste par la phtisie qui mine leur existence, à moins que l'on parvienne à détruire le microbe, cause essentielle de la maladie, et qu'un traitement hygiénique, énergique, ne parvienne à remonter leur vitalité.

C'est évidemment dans ces cas-là que le traitement des eaux d'Allevard exerce sa puissance réparatrice. Cette eau sulfureuse, par sa double action excitante et altérante, relève les forces chez les enfants, modifie leur constitution et s'oppose au développement des bacilles, germes de la maladie qu'ils ont apportés à leur naissance.

Tuberculose au premier degré, guérison complète

PREMIÈRE OBSERVATION

Mlle Q..., de Besançon, âgée de dix-neuf ans, d'un tempérament lymphatique, d'une constitution délicate, née de père et de mère jouissant d'une bonne santé, n'a jamais eu de phtisiques dans sa famille. Cette jeune personne a toujours été disposée à s'enrhumer, depuis deux ans ; mais, il y a cinq mois, la toux est devenue plus fréquente, revenant par accès. Il y a trois mois, elle a été prise d'accidents hémoptoïques qui ont exigé une médication active. Cette hémoptisie a été suivie d'un nouveau vomissement de sang assez abondant qui l'a beaucoup affaiblie. La toux a augmenté et s'est accompagnée de crachats blanchâtres, très visqueux. A son arrivée à Allevard, le 23 juin 1884, je constatai de la pâleur, un amaigrissement assez prononcé. Ses règles sont suffisantes. Elle est oppressée dès qu'elle monte. L'auscultation de la poitrine permet d'entendre de la respiration rude dans la fosse sus-épineuse gauche, du bruit de souffle, des craquements secs dans cette région. La percussion fait entendre un son mat dans toute cette partie. Il est évident qu'il existe en ce point un engorgement du tissu pulmonaire, conséquence des congestions actives qui ont eu lieu sur ce point. L'examen microscopique des crachats me révéla la présence de quelques bacilles que je ne pus trouver que dans les crachats du matin.

J'instituai la médication suivante :

Boire le matin deux quarts de verrée d'eau sulfureuse coupée avec du lait chaud, le soir un quart pendant quelques jours, après lesquels la malade en augmentera progressivement la dose jusqu'à trois verrées.

Faire tous les jours, dans la matinée, deux séances de dix minutes dans la salle d'inhalation gazeuse et autant le soir, en augmenter la durée de cinq minutes jusqu'à quatre séances par jour, de vingt à vingt-cinq minutes.

Prendre tous les matins et les soirs un bain de pieds d'eau minérale à 46 degrés et de cinq minutes de durée.

Désirant ramener la circulation de la peau, je conseillai quelques demi-bains de quinze minutes.

J'auscultai la malade tous les cinq jours.

La médication fut parfaitement tolérée. L'appétit était bon, le sommeil régulier, et la malade faisait tous les jours une assez longue promenade.

Dès le douzième jour, je constatai que le nombre des bacilles était moindre dans les crachats, la matité semblait diminuer. La toux était moindre.

Après dix-huit jours, l'auscultation me permit d'entendre que les craquements secs diminuaient, que le bruit de souffle était moins prononcé, que la matité diminuait. L'époque des règles étant arrivée, je fis suspendre le traitement, puis après cinq jours, la malade put le reprendre Pendant ses règles, la respiration n'a pas été comme elle l'était ordinairement à ce moment. La médication fut continuée encore pendant quinze jours. A son départ, je reconnus que la respiration était bien moins rude dans la fosse sus-épineuse, que le bruit de souffle était beaucoup moins prononcé, et que la matité avait été très réduite.

DEUXIÈME OBSERVATION

M. V..., de Beauvais, est envoyé à Allevard sur les conseils de M. le docteur Rucquoy. Ce jeune homme, âgé de vingt-six ans, d'une bonne constitution, d'un tempérament sanguin, a eu des rhumes fréquents qu'il n'a jamais soignés.

Il y a six mois, la toux a pris la forme de quintes pénibles, de nature sèche, et six semaines après, le malade a eu tout à coup une forte hémoptisie qui l'a beaucoup affaibli ; jusque-là, il n'avait suivi aucune médication. Sur les conseils d'amis, il se décida à se faire soigner. La toux a persisté. A son arrivée à Allevard, le 10 juillet 1883, je constatai de l'amaigrissement. Le malade a une petite toux sèche, pénible. La percussion fait entendre une matité s'étendant à quatre travers de doigt dans la fosse sous-claviculaire droite. L'auscultation fait entendre des craquements secs, de la respiration soufflante, une grande faiblesse du murmure vésiculaire. La respiration est gênée, dès que le malade marche un peu vite. Il a peu d'appétit, et le sommeil est interrompu par la toux.

Je conseille la médication suivante :

Boire tous les matins deux quarts de verre d'eau sulfureuse, et le soir, un quart, coupée avec du lait chaud. Si l'estomac supporte bien l'eau minérale, on en augmentera peu à peu la dose jusqu'à trois verrées.

Faire des séances d'inhalations de huit minutes, puis de dix minutes en en augmentant progressivement la durée jusqu'à vingt minutes, répétées six fois par jour.

Prendre le matin et soir des bains de pieds.

Après huit jours de ce traitement, la toux a diminué, il n'éprouve plus le besoin si fréquent de tousser. L'état de la poitrine est encore le même qu'à son arrivée. L'appétit se réveille. Il continue la médication en faisant des séances d'inhalation plus longues.

Au seizième jour du traitement, je constate que la matité a diminué d'étendue d'un travers de doigt.

Le bruit de souffle est moins prononcé. Les râles crépitants sont moins nombreux et plus faibles. Le malade a bon appétit, ses forces reviennent et le sommeil n'est plus interrompu par des quintes qui ont notablement diminué. Je lui conseille de suspendre le traitement pendant cinq jours, après lesquels il le reprend encore pendant quatorze jours.

A son départ, je constate l'état suivant :

La matité a diminué d'un quart.

Le souffle tubaire est moins fort. Les craquements sont plus faibles. On entend mieux le bruit respiratoire. Il est donc évident que le malade va très-notablement mieux. Je conseille à ce jeune homme d'aller passer son hiver à Malaga. Il est revenu au mois de juin 1884. Il a passé un excellent hiver ; mais au mois d'avril, il a pris un fort mal de gorge qui a déterminé une bronchite et ramené de la toux pendant vingt jours, après lesquels le mieux s'est prononcé ; à son arrivée, j'ai examiné avec le plus grand soin l'état de la poitrine et je constatais que la matité était la même. Les craquements avaient diminué ; mais il existait encore quelques râles dans les bronches et un peu de toux.

L'état général était bon.

Le malade suivit pendant trois semaines la même médication que précédemment et à son départ, je constatai une très grande diminution dans l'étendue de la matité. Les râles secs sont peu nombreux et l'expiration prolongée n'existe plus.

Il est donc évident que ce malade est en voie de guérison. Au mois de février suivant, il m'écrit que sa toux a disparu et que son médecin assure que la guérison est complète.

TROISIÈME OBSERVATION

Tuberculose au troisième degré

M. le marquis de C... nous est adressé à Allevard par M. le professeur Hardy. Il est âgé de 19 ans, d'un tempérament lymphatique, d'un constitution faible ; pas d'antécédents de famille. Il a eu, dit-il, plusieurs bronchites. A son arrivée, je constate de la pâleur, un amaigrissement prononcé. Ce jeune homme est faible, très oppressé à la marche, peu d'appétit. Il se réveille tous les matins baigné de sueurs. Il n'a jamais eu d'hémoptisie. Les crachats sont abondants, nummulaires.

L'auscultation fait entendre dans le tiers supérieur du poumon droit une matité très étendue, et au centre une sonorité anormale de pot fêlé, des râles muqueux à grosse bulles, du souffle tubaire, des craquements secs et humides nombreux et de l'expiration prolongée. Il est évident que la maladie est arrivée au troisième degré. La fièvre du soir est faible, pas de diarrhée. L'examen des crachats me montre la préeence d'un grand nombre de bacilles.

J'avais la conviction qu'en présence de la gravité de la maladie, je ne devais pas espérer une guérison, mais comme dans des cas pareils, j'avais obtenu du traitement d'Allevard des améliorations telles que les malades avaient vu leur santé se fortifier et que leur vie avait pu se prolonger plusieurs années, je n'hésitai pas à lui prescrire un traitement très modéré, appuyé par une alimentation réparatrice.

Je conseillai l'usage de la boisson à petites doses coupée avec du lait.

Faire de très courtes séances dans les salles d'inhalations, en les répétant souvent dans la journée. Boire dans la journée deux litres de lait par jour.

La médication fut très bien tolérée, et après vingt-quatre jours le malade allait mieux. Il toussait un peu moins. Les crachats avaient diminué et le nombre des bacilles était beaucoup moindre. Il avait meilleur appétit, ne transpirait plus. Il était un peu moins essoufflé à la marche. Il avait repris courage. Je n'espérais pas qu'il pourrait passer l'hiver. Au mois de juin de l'année suivante, je fus très étonné de le voir revenir à Allevard. Je constatai que la matité avait diminué d'étendue, que la caverne s'était rétrécie, que les crachats étaient moins abondants. Il nous dit qu'il avait passé tout l'hiver renfermé dans son appartement. L'examen des crachats me démontra qu'ils contenaient moins de bacilles. Il avait repris un peu d'embonpoint ainsi que des forces. Je lui fis reprendre le même traitement qu'il avait suivi. Après un séjour de vingt-six jours, il quitta Allevard, allant mieux. La matité avait encore diminué ainsi que les râles et les crachats

Ce malade est revenu à Allevard pendant cinq autres années, après lesquelles il était évident que sa santé s'était améliorée au point qu'il pouvait sortir tous les jours pendant l'hiver. Le côté malade s'était déprimé et il restait encore une petite caverne. Ce malade est encore vivant. Il m'a écrit, il y a quelques jours, pour me dire que sa santé s'était fortifiée et que probablement il reviendrait encore à Allevard au mois de juillet prochain.

Il me serait facile de citer de nombreuses observations de ce genre, qui prouvent que même dans des cas de tuberculose très avancés, il ne faut pas craindre de faire suivre à ces malades un traitement thermal ; mais à la condition qu'il soit très modéré. D'ailleurs nous avons pu constater dans notre longue pratique qu'un certain nombre de malades qui avaient été envoyés à Allevard comme phtisiques ne l'étaient pas. Ils avaient beaucoup maigri, perdu des forces, l'expectoration purulente était considérable ; il existait en abondance des râles à grosses bulles, de la matité, quelquefois assez étendue ; mais comme l'examen microscopique ne décelait pas la présence des bacilles, il était évident que ces prétendus phtisiques n'étaient atteints que de dilatation très prononcée des bronches.

QUATRIÈME OBSERVATION
Tuberculose au premier degré

Mademoiselle P..., de Rouen, âgée de 19 ans, d'un tempérament lymphatique, d'une constitution délicate, assez bien réglée, arrive à Allevard le 17 juillet 1883. Ses parents jouissent d'une bonne santé. Pas d'antécédents de famille. Cependant elle a eu une tante morte à la suite d'une maladie de langueur, dit-elle ; car elle toussait un peu. Cette jeune fille s'enrhume, depuis cinq ans, presque tous les hivers, et ses rhumes ont toujours été longs. Au mois d'avril dernier, elle a eu une légère hémoptisie qui n'a pas eu de suites.

L'examen de la poitrine me démontre qu'il existe, à droite, de la matité occupant la cavité sous-claviculaire et s'étendant jusqu'au niveau de la quatrième côte, en arrière. Je constate également de la matité dans la fosse sus-épineuse. L'auscultation révèle de la rudesse dans ces mêmes régions, des craquements secs, un peu d'expiration prolongée et quelques râles humides. La malade n'expectore que quelques rares crachats. Examinés au microscope, ils indiquent la présence de quelques bacilles. Il est évident que tous ces symptômes indiquent l'existence de la tuberculose au premier degré.

La malade fut soumise au traitement sulfureux, consistant en l'usage de la boisson de l'eau minérale, à petites doses ; à celui des salles d'inhalation gazeuse, par courtes séances de 6 à 10 minutes, répétées 5 à 6 fois dans la journée, et dont la durée a été augmentée progressivement jusqu'à celle de 20 minutes. Après dix jours de cette médication, pendant lesquels la malade a pris deux grands bains, il est facile de constater de la diminution dans le nombre des bacilles. Le 15e jour, je n'en trouve que deux. Le 18e jour, les crachats ont diminué, la matité me paraît moindre, la respiration est moins rude, l'appétit est meilleur, la malade m'apprend que la veille elle a pu faire une promenade dans un sentier assez rapide et qu'elle respire mieux. La cure est continuée ainsi jusqu'au 27e jour. Depuis le dernier examen et pendant ces 9 derniers jours, je n'ai plus trouvé un seul bacille.

La malade se trouvant beaucoup mieux, consent, sur mon conseil, à se reposer pendant dix jours, pendant lesquels elle ira tous les deux jours faire des promenades à cheval, jusqu'à 1,800 mètres d'élévation, sans toutefois se fatiguer.

Après ce repos et cet exercice à travers les forêts de sapin et avant de recommencer la cure, j'ausculte, avec le plus grand soin, la poitrine et je constate une très notable diminution de la matité. La respiration n'est plus rude. L'examen des crachats n'indique aucun microbe. Elle fait une nouvelle cure, après laquelle elle retourne en Normandie.

Elle revient à la fin de juillet 1884, je constate une guérison complète et dans les premiers jours de septembre, elle s'est mariée. Une lettre que je reçois le cinq février, c'est-à-dire six mois après son mariage, m'annonce que sa santé est parfaite, malgré les fatigues du mariage et les froids rigoureux de cet hiver.

Cette observation est la preuve évidente qu'au premier degré, les inhalations, en détruisant les bacilles, ont enrayé la maladie, puis ont amené la guérison.

CINQUIÈME OBSERVATION
Tuberculose au deuxième degré
Emploi de l'antipyrine contre la fièvre et les sueurs des tuberculeux

M. D..., d'Angers, âgé de 32 ans, d'une constitution très délicate, d'un tempérament lymphatique a, depuis 25 mois, une toux qui n'a fait qu'augmenter. Il est oppressé à la moindre montée. Il a de fortes quintes de toux suivies d'expectoration mucuso-purulente. Un frère est mort phtisique, il y a trois ans. Il l'a soigné pendant toute la durée de sa maladie. Interrogé avec le plus grand soin sur le début de sa toux, il nous assure qu'il s'enrhumait très rarement avant la dernière année de la maladie de son frère, et qu'il croit s'être enrhumé en le soignant.

Il est évident, pour nous, que ce malade, qui jusque-là avait joui d'une bonne santé, a contracté sa maladie en soignant son frère qui lui a transmis la tuberculose.

L'examen de la poitrine nous a indiqué une certaine matité dans la fosse sous-épineuse du côté gauche. L'auscultation nous a fait entendre des râles muqueux à grosses bulles, de nombreux craquements secs et humides, de la rudesse dans le souffle vésiculaire, de l'expiration prolongée, tous les caractères d'une tuberculose à l'état de fonte purulente au début, car les crachats contiennent du pus, et l'examen microscopique démontre la présence de nombreux bacilles. Le malade n'a jamais eu d'hémoptisie. Il a maigri, perdu l'appétit, et tous les jours, vers les quatre heures du soir, il a un violent accès de fièvre.

Il est soumis à la médication thermale sous la forme de boisson à petites doses. Tous les jours il fait six séances d'inhalation, dont trois dans la matinée et trois dans l'après-midi, de six minutes chacune. Comme il a tous les jours, vers les cinq heures, un accès de fièvre précédé d'un fort frisson, suivi d'une forte chaleur, 40°2, se prolongeant pendant une partie de la nuit et se terminant par une sueur profuse mouillant ses draps; pouls : 116 pulsations. Je lui ai fait prendre, chaque jour, à cinq heures, à six heures et à sept heures, en trois fois, un julep aromatisé contenant trois et quelquefois quatre grammes d'antipyrine. Dès la deuxième dose, la température tombait à 38°6 ou 8 et après la troisième elle n'était plus que de 37°4 ou 5. Le nombre de pulsations diminuait en raison de l'abaissement de la température. Ayant essayé de diminuer la dose d'antipyrine, j'observais que la température ne diminuait pas et que les sueurs étaient très abondantes; aussi je continuais l'usage de l'antipyrine pendant toute la durée de la cure. Sous l'influence de la médication sulfureuse, et sous celle de l'emploi de l'antipyrine, qui supprimait la fièvre et les sueurs, le malade éprouva une notable amélioration. Son appétit devint meilleur, le sommeil fut réparateur, la soif moins vive, les forces augmentèrent peu à peu.

L'examen des crachats, répété tous les quatre jours, pendant la durée du traitement qui fut poursuivi pendant 28 jours, permit de constater successivement la diminution des bacilles. En même temps, je constatais une légère diminution dans l'étendue de la matité, respiration moins rude, moins de râles. Dès le septième jour, la durée des séances fut portée à douze minutes. Les accès de fièvre, la transpiration, ayant amené une grande sécheresse de la peau, le malade prit tous les trois jours un grand bain sulfureux de douze minutes.

Après cette cure de vingt-huit jours, le malade avait obtenu une notable amélioration et il était évident que l'usage de l'antipyrine, en supprimant la fièvre, les sueurs, a contribué pour une bonne part au bon résultat obtenu. D'ailleurs, dans le mémoire que nous venons d'adresser à l'Académie de Médecine, nous avons relaté neuf observations pareilles à celles-ci, et indiquant l'avantage que les praticiens peuvent tirer de l'emploi de ce nouveau moyen thérapeutique.

La diminution progressive du nombre des bacilles, coïncidant avec l'amélioration des signes sthétoscopiques est la preuve évidente que l'inhalation du gaz sulfhydrique, dans les salles d'Allevard, en tuant les microbes, en en empêchant la prolifération, constitue la meilleure médication à employer contre la tuberculose : mais il est important de ne pas oublier que la maladie a appauvri la constitution des malades, qu'il est indispensable de relever les forces organiques par un bon régime et par les reconstituants, tels que la clinique nous les a toujours indiqués.

SIXIÈME OBSERVATION

Tuberculose au troisième degré
Effets de l'antipyrine combinée avec la médication sulfureuse

Le 26 juin, je conseille l'antipyrine à une jeune dame délicate, dont toute la partie supérieure du poumon gauche est le siège d'une tuberculisation arrivée à la période de fonte purulente, ayant déterminé une caverne déjà très étendue. Chez cette dame, très affaiblie par la maladie, il se manifeste tous les soirs des frissons suivis d'une fièvre très forte qui se prolonge pendant la nuit, à laquelle succède une sueur profuse qui a considérablement miné les forces de la malade.

Cette dame fait usage, depuis six jours, de la médication sulfureuse, soit par la boisson, soit par les inhalations.

Le 26 juin, à trois heures et demie du soir, elle prend un gramme d'antipyrine ; à quatre heures et demie, elle prend la même quantité. Au début, sa température était de 40°3 ; à quatre heures et demie, elle est descendue à 38°2 ; à cinq heures et demie, elle prend encore une dose de un gramme ; à six heures, la températaure n'est plus que de 38° ; à sept heures et demie, le thermomètre n'indique plus que 37°3. Nuit bonne, sommeil calme, sueur légère, le pouls, de 114, est tombé à 82, pas de bourdonnements d'oreilles.

Le 27, à quatre heures, deux grammes d'antipyrine, température 39,7 ; à cinq heures, un gramme d'antipyrine, température 38°6 ; à six heures et demie, température 37°2, le pouls est tombé de 117 à 75.

Nuit bonne, pas de sueurs. Le matin légère crampe à l'estomac. Le perchlorure de fer donne lieu à un précipité rouge dans l'urine de la nuit, douze heures après avoir pris la dernière dose du médicament.

Le 28, pulsations 120, à quatre heures et demie, température 39°8, elle prend deux grammes d'antipyrine ; à six heures, température 38,3, pulsations 101 ; elle prend deux grammes, à sept heures et demie, pouls 78, température 37°. Quelques crampes, nausées légères.

Le 29, repos, la fièvre est un peu moindre, 112 pulsations, température 38,6.

Ce jour, à quatre heures, température 39,7, pouls 108, deux grammes ; à cinq heures et demie, un gramme, température 38,3 ; à sept heures, température 37,2, pas de sueurs, pas de crampes d'estomac, pas de tintements d'oreilles.

Le 30, à quatre heures et demie, légers frissons, pouls 114, température 39,6, deux grammes d'antipyrine ; à six heures, pouls 89, température 38,1 ; à huit heures, pouls 67, température 37. Nuit bonne, pas de sueurs.

Les 1er et 2 juillet, fièvre moindre, appétit meilleur, pas de sueurs, pas de maux d'estomac. Elle continue la médication sulfureuse. Le moral se relève.

Les 3 et 4, suspension du médicament. La fièvre revient, mais moins longue, température 39,6, pouls 116, sueurs le matin.

Les 5 et 6, à quatre heures un quart, température 39,4, pouls 117, deux grammes d'antipyrine ; à six heures, température 38,5, pouls 96, deux grammes d'antipyrine ; à sept heures, température 37,2, pouls 74. Nuit bonne, pas de sueurs.

La médication est continuée encore pendant douze jours, après lesquels je constate de l'amélioration. L'appétit est meilleur, les forces abattues par la fièvre se sont relevées. Il était très important d'examiner les crachats tous les deux jours, afin de s'assurer si l'action de l'inhalation du gaz sulfhydrique et de l'antipyrine produisait une diminution plus grande du nombre des bacilles. J'établis mes observations sur six malades, trois faisaient usage des deux médications et trois n'étaient soumis qu'à l'action des inhalations de gaz.

Chez les six malades, le nombre des bacilles avait subi à peu près la même diminution ; mais les trois malades qui avaient pris l'antipyrine avaient obtenu une notable amélioration dans les forces, due à la cessation de la fièvre, tandis que les trois autres étaient restés dans ce même état.

Conclusions

Il résulte évidemment de ces observations :

1° Que l'antipyrine a une action des plus manifestes sur la température et sur la circulation dans la fièvre des tuberculeux ;

2° Elle abaisse la température jusqu'à la normale, sans déterminer la moindre fatigue si l'on ne dépasse pas la dose de quatre à cinq grammes.

3° Chez les tuberculeux dont l'estomac est délicat, l'injection hypodermique est préférable ; elle ne détermine ni crampes d'estomac, ni vertiges, ni bourdonnements d'oreilles qu'on observe quelquefois par l'usage interne du médicament ;

4° L'usage interne, de même que l'injection, tout en calmant la fièvre, abaissant la température, diminuant le nombre des pulsations, supprime les sueurs profuses des phtisiques.

5° Quelle influence exerce l'antipyrine sur la marche de la tuberculose et sur la médication sulfureuse ?

En supprimant la fièvre, les sueurs, elle soulage beaucoup les malades, ralentit la marche de la maladie, aide les effets de la médication sulfureuse. Le nombre des bacilles diminue, le malade reprend courage, a meilleur appétit, et tout accuse un grand bien-être. L'emploi du vin de Coca associé au quinquina et à l'écorce d'oranges amères est aussi d'une grande utilité en relevant les forces épuisées des malades.

DE L'ACTION DE L'EAU SULFUREUSE D'ALLEVARD DANS LES MALADIES DU LARYNX

Le larynx, a dit avec juste raison M. Krishaber dans son remarquable article du *Dictionnaire des Sciences Médicales*, n'est pas seulement un simple instrument de la parole, il présente cette remarquable particularité d'être à la fois un organe de la nutrition et un organe de la vie de relation : organe de la vie de nutrition, parce qu'il fait partie des organes respiratoires, où il joue un rôle très important ; il est un organe de relation, parce qu'il est l'appareil de phonation, nous mettant en rapport avec nos semblables par la voix, le chant et les cris.

Un organe est d'autant plus disposé aux maladies que ses fonctions sont plus répétées et sa structure plus complexe. Chacun de ses éléments constituants peut être le siège d'une affection. Ainsi le larynx peut devenir malade, non seulement par sa membrane muqueuse, mais encore par son tissu fibreux, par ses cartilages, par ses nerfs et ses muscles.

Le larynx a des fonctions plus nombreuses que tout autre organe, puisque, en raison de ce qu'il est un instrument de la vie de nutrition, il agit continuellement comme organe respiratoire et, accidentellement, comme organe d'expulsion ; que, de plus, sous le rapport de la vie de relation, il agit comme organe vocal, souvent d'une manière exagérée.

Ses sympathies si manifestes avec les organes génitaux doivent faire considérer le larynx comme une de leurs annexes, car il se développe ou s'atrophie avec eux.

Cela posé, il est donc nécessaire de considérer d'abord le larynx comme faisant partie des voies aériennes, et il est important de signaler d'abord le spasme de la glotte produit par la convulsion tonique des muscles intrinsèques du larynx et qui accompagne si souvent un grand nombre de maladies de cet organe. L'excitation de la sensibilité reflexe de la muqueuse du larynx détermine la toux, qui n'est autre chose que la contraction intermittente ou chronique des muscles du larynx, et l'excitation de la sensibilité commune de cette même muqueuse a pour effet le spasme de la glotte.

La sensibilité commune se trouve sollicitée surtout par des excitations locales : par conséquent, les rétrécissements fonctionnels du larynx sont fréquents dans ses maladies. Le gonflement, la tuméfaction de la muqueuse laryngée produisant un rétrécissement, il s'en suit que, dans ses maladies, on voit tantôt le spasme provoquer un rétrécissement intermittent et tantôt le rétrécissement produire le spasme intermittent.

La toux, mouvement convulsif de tous les muscles expirateurs, correspond à l'excitation non douloureuse de la sensibilité reflexe du larynx, et la douleur est due à l'exagération de la sensibilité commune de la muqueuse de cet organe.

Le spasme de la glotte, seul ou joint à la toux spasmodique, se produit dans un grand nombre de maladies, telles que l'asthme, la coqueluche, l'œdème, l'hystérie, les polypes, les tumeurs développées dans le larynx. Il peut encore reconnaître pour cause une excitation directe des nerfs moteurs du larynx, du récurrent, par un anévrisme de l'aorte, par l'hypertrophie de ganglions intrathoraciques. Le rétrécissement de la glotte donne lieu, en dehors de la cause qui le produit, à des accidents très divers, suivant que ce rétrécissement est subit ou lent.

S'il est subit, il provoque des accidents graves, une asphyxie imminente ; est-il lent, l'ouverture de la glotte peut être réduite à moins d'un quart, sans donner lieu à des accidents sérieux. Nous avons vu souvent des malades venir à Allevard, chez lesquels je constatais la présence de polypes, de tumeurs existant depuis de longues années, qui ne déterminaient qu'un peu de gêne, jusqu'au moment où survenait un léger catarrhe, une vive émotion qui provoquaient un spasme violent.

Les troubles spasmodiques de la glotte sont souvent provoqués par les ulcérations du larynx, par la phtisie tuberculeuse, par les ulcérations syphilitiques, la nécrose, la carie des cartilages. La paralysie du nerf récurrent, produisant celle des constricteurs de la glotte d'un côté et, par conséquent, s'opposent à son occlusion.

La toux, effet immédiat de la sensibilité reflexe dont est douée la membrane muqueuse du larynx, est provoquée par deux causes : l'une locale, dépendant d'une irritation laryngée, l'autre due à une irritation profonde dépendant des parties inférieures des voies respiratoires des bronches ou des poumons.

Dans les maladies du larynx, la toux laryngée n'est pas fréquente : on ne l'observe que dans la laryngite simple ou dans quelques névroses de cet organe. Dans la phtisie laryngée, qui est, après la laryngite simple, la maladie du larynx la plus fréquente, la toux est liée à la présence des tubercules dans les poumons et n'est plus locale ; la toux sèche de la phtisie tuberculeuse, qui semble, parce qu'elle n'est pas suivie d'expectoration, provenir exclusivement du larynx, et qui est caractérisée par une sensation constante au niveau de cet organe, n'est pas une toux laryngée. Elle est produite par la présence de tubercules dans les poumons ; qu'elle soit suivie ou non d'une sécrétion abondante, elle suffit pour provoquer la sensibilité reflexe du larynx. Il est à remarquer que les lésions locales du larynx provoquent la toux en raison inverse de leur gravité, tandis que les lésions aériennes situées au-dessus du larynx, la provoquent en raison directe de leur intensité et de leur distance du larynx. Aussi des ulcérations du larynx limitées exclusivement à cet organe, provoquent à peine de la toux, tandis que des tubercules situés dans le lobe inférieur donnent lieu à une toux continue et souvent très forte. Ce phénomène est dû à ce que les lésions de la membrane muqueuse détruisent ou diminuent considérablement la sensibilité reflexe de cette membrane ; une preuve de peu de sensibilité de la muqueuse ulcérée du larynx, c'est que la cautérisation y détermine peu de mouvements reflexes. On peut donc dire que plus est grave la lésion de la muqueuse, moins est fréquente la toux laryngée, car les ulcérations ont détruit les filets nerveux, paralysé la sensibilité qui détermine la toux.

Si l'on considère le larynx comme organe de la parole, on voit que les altérations de la voix sont de deux sortes : certaines se rattachent soit à des lésions matérielles, soit à une paralysie des nerfs du mouvement, D'autres sont d'une nature particulière désignée par les auteurs sous le nom d'*asynergie vocale*.

Dans tout organe pourvu de muscles, la maladie produit des troubles du mouvement, et comme les mouvements du larynx sont complexes, ils exigent la synergie la plus complète pour que la phonation soit parfaite. Aussi la phonation est-elle la première et la plus fortement troublée dans les maladies du larynx, de sorte que les altérations de la voix constituent le symptôme le plus général de la pathologie du larynx.

Avant de parler des affections de la muqueuse du larynx, il est utile d'entrer, à ce sujet, dans quelques détails anatomiques, comme nous l'avons fait pour la muqueuse du pharynx.

La muqueuse qui tapisse intérieurement le larynx fait suite à celle du pharynx et se continue avec celle de la trachée et des bronches. Elle est lisse, d'un blanc rosé, dépourvue de papilles, recouverte d'un épithélium à cils vibratiles. Cet épithélium vibratile ne commence qu'à la base de l'épiglotte, au-dessous des replis aryténo-épiglottiques un peu au-dessus des cordes vocales supérieures. Il existe dans toute l'étendue du larynx, excepté sur la partie de la muqueuse qui tapisse le bord libre des cordes vocales inférieures. En ce point, la muqueuse est recouverte d'un épithélium pavimenteux.

La muqueuse adhère fortement à tous les cartilages du larynx ; cependant, sur les cordes vocales où elle a une apparence blanchâtre, elle est assez lâchement unie aux fibres sous-jacentes. Cette laxité s'observe également à la partie supérieure des cartilages aryténoïdes. La membrane muqueuse qui tapisse la cavité du larynx est d'une grande sensibilité, sensibilité qui devient extrême au niveau des cordes vocales inférieures.

La membrane muqueuse du larynx contient dans son épaisseur une grande quantité de glandules, qui appartiennent à la catégorie des glandes en grappe.

Ces glandules varient dans leur volume. Les plus grosses se voient à la face postérieure de l'épiglotte, quelques-unes sont logées sous la muqueuse, dans de petites excavations superficielles creusées dans la substance même du fibro-cartilage. Les vésicules élémentaires de ces glandes ont de 0,05 à 0,1 de diamètre.

Sur les cartilages aryténoïdes, ces glandes sont disposées de chaque côté en forme de croissant. Morgagni a donné le nom de glandes aryté-noïdiennes à ces amas de glandes qui ont leurs orifices à la partie postérieure des ventricules de Morgagni ; il n'est pas toujours facile de distinguer ces orifices. Il existe encore, dans diverses parties du larynx, des groupes de glandes disséminées dans diverses parties des ventricules du larynx.

Laryngite chronique glanduleuse

La laryngite glanduleuse est une affection qui débute lentement, suit une marche progressive, sans que les malades s'en aperçoivent, sans qu'ils éprouvent nulle douleur, nul trouble. Elle est glanduleuse, d'abord parce que l'inflammation, tout en intéressant la trame de la muqueuse en partie ou en totalité, affecte particulièrement les glandes en grappe de cette muqueuse ; ensuite parce que cette lésion peut ne pas s'étendre au-delà des glandules ; elle est primitive, parce qu'elle survient dans des conditions déterminées qui produisent la suractivité de ces glandules et leur inflammation consécutive, et aussi parce que ce processus morbide a une cause première qui peut être différente dans sa nature, mais est identique dans son effet, lequel est toujours d'irriter les glandules de la muqueuse et d'en provoquer finalement les lésions caractéristiques.

Presque tous les auteurs qui ont étudié les maladies du larynx signalent la laryngite glanduleuse et la rattachent à la pharyngite granuleuse ; cependant quelques-uns en font une maladie particulière sans toutefois lui attribuer des caractères isolés bien déterminés, suffisants pour constituer une espèce morbide distincte.

Trousseau, Chomel, Guéneau de Mussy, ainsi que Green, Maulo, Dermak, ont étudié avec le plus grand soin cette maladie sans cependant bien caractériser ses causes et ses symptômes, qu'ils confondent avec ceux appartenant à ces affections existant en même temps dans les parties voisines.

L'étude toute spéciale qu'il nous a été facile de faire à Allevard, où se rendent un si grand nombre de malades atteints de maladies du larynx, nous a permis d'établir un diagnostic différentiel très important.

Cette affection a un siège de prédilection, ayant son lieu d'élection dans la muqueuse des cartilages aryténoïdes, si riches en glandules ; vient ensuite la base de l'épiglotte. Ses lésions peuvent s'étendre aux parois du larynx, à l'angle des cordes vocales inférieures pourvues de glandes. Les symptômes de cette affection varient avec le siège de la maladie, l'étendue des granulations qui peuvent aller jusqu'à l'érosion des glandules. Certains auteurs, tels que Lervin, Bergson, ont voulu localiser la maladie et multiplier les noms d'après le siège de la lésion. Ils ont admis une aryténoïdite, une épiglottite, une chordite, etc., divisions très inutiles, puisque la médication est la même.

La cause la plus fréquente de la laryngite glanduleuse est l'exercice exagéré de la voix : ainsi, dans la conversation, les conditions physiologiques des organes qui concourent à la phonation sont bien différentes de ce qu'elles sont pour l'orateur, le chanteur, le prédicateur. Dans la conversation, il y a des moments de repos plus ou moins longs, l'individu qui parle peut abréger ses phrases, les couper suivant les besoins de sa respiration.

Laryngite chronique hypertrophique

L'observation suivante, que nous avons recueillie dans notre pratique à Allevard, présente un intérêt trop grand pour que, tout en la rapportant ici, nous ne la fassions précéder du diagnostic et de l'anatomie pathologiques de cette forme rare de laryngite chronique.

Il s'agit ici d'une affection dans laquelle, à la suite d'une inflammation chronique, la muqueuse du larynx et le tissu cellulaire sous-muqueux s'épaississent et s'hypertrophient. Chez ce malade, l'augmentation d'épaisseur de la membrane muqueuse ne paraît pas due à l'organisation d'un exsudat adventice, mais bien d'une prolifération des éléments de la muqueuse et du tissu sous-muqueux.

C'est une véritable hypertrophie. Dans cette forme laryngite, la couleur de la muqueuse, de rosée rouge qu'elle est habituellement, est devenue même violacée ; elle offre un gonflement, un boursoufflement qui dénotent que cette membrane est devenue résistante et offre un certain degré de rigidité dans les mouvements qui impriment aux diverses parties du larynx certaines modifications.

L'épiglotte se déforme, son bord devient mousse et épaissi, soit en partie, soit en totalité ; et, perdant sa position verticale, elle devient sensiblement horizontale. Les replis aryténo-épiglottiques sont gonflés et altérés, ils paraissent plus épaissis. Les aryténoïdes sont gonflés, leur volume est augmenté. Le pli transversal qui réunit les deux aryténoïdes est gonflé et comme rétracté. Souvent les cordes vocales supérieures sont tuméfiées. D'autres fois, une seule est plus volumineuse, altérée au point de recouvrir la corde correspondante.

Les cordes vocales inférieures, plus ou moins injectées, légèrement boursoufflées, présentent un bord libre mousse, au lieu d'être net ; parfois il est impossible d'apercevoir ces replis en raison du gonflement des cordes vocales supérieures. Mandl a parfaitement indiqué que, dans la laryngite chronique hypertrophique, les cordes vocales ne subissent, en général, que très peu d'altérations.

Si cette forme de laryngite est partielle, ce ne sont que les aryténoïdes et les replis aryténo-épiglottiques sur lesquels on remarque cette hypertrophie. Quant aux altérations de leur texture, la science ne possède que très peu d'exemples d'autopsie qui aient permis de l'étudier. Le professeur Wled, de Vienne, a fait une étude microscopique d'un larynx affecté de cette maladie si rare, et nous croyons utile de rappeler textuellement son observation :

« La section verticale de la muqueuse de l'épiglotte, dit M. Wled, montre que la muqueuse de la face antérieure de l'épiglotte est augmentée très considérablement d'épaisseur. Le cartilage réticulé ne participe pas à l'hypertrophie en cet endroit, de même que le réseau élastique situé au-devant de lui : ce dernier contient des groupes de cellules graisseuses. L'augmentation de volume est due surtout au tissu conjonctif contenant de petits noyaux isolés et à des groupes de cellules jeunes de tissu conjonctif.

« L'acide acétique, en rendant le tissu conjonctif plus clair, fait paraître les groupes de jeunes cellules comme des traînées opaques. La partie postérieure de la muqueuse de l'épiglotte était peu boursoufflée, et n'offrait d'ailleurs rien de particulier. L'examen d'une coupe verticale faite suivant l'axe longitudinal sur le repli aryténo-épiglottique gauche donna les résultats suivants :

« Au-dessous de la muqueuse, on constate une couche jaune verdâtre qui, par places, s'enfonce plus profondément. Dans les couches sous-jacentes, on constate des points épaissis, opaques, dus à la prolifération d'éléments de tissu conjonctif pourvus de noyaux arrondis.

« D'autres points moins opaques offraient des cellules de tissus conjonctifs moins denses, entremêlés de filaments élastiques. L'opacité de la surface de la muqueuse était due en grande partie à l'infiltration d'une masse finement granulée et à des noyaux en décomposition. Les glandes pouvaient encore être reconnues avec leurs acinis. Les faisceaux musculaires primitifs étaient entourés d'une grande quantité de noyaux agglomérés. Le travail de prolifération dans le chorion de la muqueuse s'étend sur toute l'étendue des plis aryténo-épiglottiques et des plis thyro-aryténoïdiens supérieurs.

« Il résulte de ces données, dit M. Wled, qu'il y a eu dans ce cas une prolifération à marche chronique de tissu conjonctif jaune, dans le chorion et dans le tissu conjonctif sous-muqueux, et que, plus tard seulement, s'y est ajouté une infiltration aiguë dans le chorion de la muqueuse, qui aurait pu donner lieu ultérieurement à des ulcérations.

« Dans ce cas, il s'agissait d'un malade qui, pendant plusieurs années, avait eu des laryngites aiguës venant se développer sur une laryngite chronique, et qui avait donné lieu à une hypertrophie de la muqueuse et du tissu sous-muqueux à la suite d'une série de laryngites. Cette hypertrophie s'était tellement développée qu'elle détermina la suffocation chez ce malade. »

PREMIÈRE OBSERVATION

M. C..., âgé de 32 ans, d'une bonne constitution, d'un tempérament sanguin, avait toujours une voix très pure, juste et forte. Il était ténor dans plusieurs théâtres de Paris et de l'étranger. Dans les trois dernières années, il a eu plusieurs pharyngites qui l'obligeaient à ne pas chanter pendant quelques jours. Sa voix devenait rauque, et cependant il n'éprouvait jamais de douleurs au larynx, et dès que la gorge allait mieux, il retrouvait aussitôt sa voix, et son timbre ne laissait rien à désirer. Il y a deux ans, il a commencé à éprouver de la gêne dans le larynx, il perdait la sonorité de sa voix qui s'affaiblit peu à peu. Il ne ressentait que de la gêne sans douleur. La toux était presque nulle. Il avait toutefois des glaires, disait-il, qui l'obligeaient à faire certains efforts d'expiration. Son médecin lui conseilla le repos absolu de la parole, des frictions d'huile de croton au-devant du cou, des badigeons de teinture d'iode. Il en éprouva une certaine amélioration, sa voix semblait reprendre de la force, mais le moindre refroidissement, la plus petite humidité ramenaient les accidents. Il faisait usage de boissons balsamiques, de fumigations de vapeurs émollientes. Pendant l'été, il éprouve un mieux sensible. Mais dès les premiers jours d'octobre, les accidents reparurent et il dut renoncer complètement à chanter. Il consulta alors un homéopathe dont il suivit le traitement pendant tout l'hiver en s'entourant de toutes les précautions hygiéniques. Le résultat ne fut pas meilleur que celui de l'année précédente. Il avait passé les quatre mois d'hiver à Naples, et dès les premiers jours de juin, le professeur de clinique de cette ville, Semmola, lui conseilla de venir suivre un traitement thermal à Allevard.

A son arrivée à Allevard, je procédai de suite à l'examen du pharynx et du larynx. Je constatai à la partie inférieure du pharynx des granulations petites, mais nombreuses. L'épiglotte en était recouverte ainsi que le rebord de la glotte. Sur la muqueuse aryténoïdienne, on en voyait un certain nombre assez volumineuses. Les cordes vocales avaient perdu leur aspect nacré. La muqueuse qui les recouvre était rosée, mais je n'y remarquai aucune granulation. Toute la surface de la muqueuse laryngée était tapissée d'une couche de mucus qui, depuis les trois derniers mois, forçait le malade à tousser pour rejeter ces mucosités. Les bronches, les poumons, ne présentaient aucun état anormal. Le malade avait conservé l'appétit et son embonpoint.

Il était évident que chez ce malade il existait une laryngite granuleuse ancienne bien caractérisée, et que dès lors, la médication thermale devait être longue et sérieuse, s'il voulait se guérir de cette affection qui lui enlevait sa voix.

Il fut soumis à la médication suivante :

Usage interne de la boisson sulfureuse, coupée avec du lait chaud ;

Faire tous les jours, matin et soir, pendant une heure, en commençant par une demi-heure, des inhalations de vapeurs sulfureuses ;

Se gargariser très souvent pendant la journée avec de l'eau minérale tiède ;

Tous les deux jours un grand bain alternant avec des douches générales.

J'ajoutai à cette médication l'usage des douches pharyngées pulvérisées chaudes.

Après quinze jours de ce traitement, je constatai une légère amélioration. Les cordes vocales étaient plus pâles. Les mucosités avaient diminué. Je fis cesser alors l'usage des inhalations de vapeurs et je lui conseillai d'aller dans les salles d'inhalation purement gazeuses et d'y faire six séances par jour, de dix minutes d'abord, puis d'aller en augmentant la durée progressivement, jusqu'à vingt minutes.

Au vingt-cinquième jour de traitement, l'examen du larynx que je faisais tous les cinq jours me démontra une diminution du nombre des granulations ; mais bien que les plus volumineuses, réunion évidente de plusieurs glandules, aient diminué, il en restait encore.

Je fis reposer le malade pendant douze jours qu'il alla passer à Genève, après lesquels il revint faire un nouveau traitement de vingt jours, après lesquels je constatai l'état suivant :

Les granulations de la partie inférieure du pharynx ont à peu près disparu, ainsi que celle de la glotte ; il en restait une assez forte sur le bord libre de l'épiglotte. Quant à celles situées dans le larynx, elles ont diminué de nombre et de grosseur. Les cordes vocales ont repris leur coloration normale. Le malade peut émettre des sons. Sa voix a repris un timbre meilleur ; mais elle faiblit encore. Je lui indique un traitement à suivre pendant l'hiver, à reposer complètement sa voix, et je l'engageai à revenir l'année suivante.

Le 16 juin 1885, il revint à Allevard, et je constatai que non seulement l'amélioration s'était maintenue, mais avait encore augmenté. Je lui conseillai de suite l'usage des inhalations gazeuses froides, des douches laryngées, des gargarismes et des douches générales.

Cette médication fut continuée pendant un mois. Dès le dixième jour, je constatais une très notable diminution des glandules de la muqueuse du larynx. Les granulations tendaient presque toutes à s'effacer. Je lui conseillai d'essayer tous les jours sa voix par des notes peu élevées d'abord, puis à son départ il pouvait faire l'octave entier. Je l'engageai encore à se reposer pendant tout l'hiver qu'il passa à Palerme. L'année suivante, il m'écrivit de Barcelone où il avait contracté un engagement, qu'il avait recouvré toute la pureté de sa voix.

Cette observation présente un grand intérêt, car elle démontre que la médication thermale, dans les affections granuleuses, doit être continuée pendant un temps bien plus long qu'on ne le fait ordinairement. Le plus souvent, les malades affectés, soit de pharyngite, soit de laryngite granuleuses, font des cures de 15 à 20 jours, qu'ils croient suffisantes ; mais est-il possible de pouvoir guérir des affections anciennes et aussi tenaces par un traitement aussi court. A l'arrivée de chaque malade et après un examen sérieux, nous croyons devoir toujours avertir le malade de la nécessité d'une cure longue, dont tous obtiennent les meilleurs résultats.

Laryngite hypertrophique

L'observation suivante de laryngite hypertrophique, affection assez rare méritant d'être signalée, nous croyons devoir la rapporter ici. Elle présente un intérêt trop grand pour que, tout en la donnant, nous ne la fassions précéder du diagnostic de l'anatomie pathologique de cette forme rare de laryngite chronique. Il s'agit d'une affection dans laquelle, à la suite d'une inflammation chronique, la muqueuse du larynx et le tissu cellulaire sous-muqueux s'épaississent et s'hypertrophient. Chez ce malade, l'augmentation d'épaisseur de la membrane ne paraît pas due à l'organisation d'un exsudat adventice, mais bien d'une prolifération des éléments de la muqueuse et du tissu sous-muqueux, c'est une véritable hypertrophie. Dans cette forme de laryngite, la couleur de la muqueuse, de rosée qu'elle est habituellement, est devenue rouge et même violacée ; elle offre un gonflement, un boursoufflement qui dénotent que cette membrane est devenue résistante et offre un certain degré de rigidité dans les mouvements qui impriment aux diverses parties du larynx certaines modifications.

L'épiglotte se déforme, son bord devient mousse et épaissi, soit en partie, soit en totalité, et perdant sa position verticale, elle devient sensiblement horizontale. Les replis aryténo-épiglottiques sont gonflés, leur volume est augmenté. Le pli transversal qui réunit les deux aryténoïdes est gonflé et comme rétracté. Souvent les cordes vocales supérieures sont tuméfiées. D'autres fois, une seule est plus volumineuse, altérée au point de recouvrir la corde correspondante.

Les cordes vocales inférieures, plus ou moins injectées, légèrement boursoufflées, présentent un bord libre mousse, au lieu d'être net : parfois il est impossible d'apercevoir ces cordes, en raison du gonflement des cordes vocales supérieures.

Si cette forme de laryngite est partielle, ce ne sont que les aryténoïdes et les replis aryténo-épiglottiques sur lesquels on remarque cette hypertrophie. Quant à l'altération de la texture, la science ne possède que très peu d'exemples d'autopsie qui aient permis de l'étudier.

DEUXIÈME OBSERVATION

M. H..., âgé de 42 ans, d'une forte constitution, d'un tempérament éminemment sanguin, avait eu plusieurs fois des laryngites qui avaient altéré sa voix. Ses fonctions d'architecte l'obligeaient à être constamment exposé à des courants d'air. Il avait eu des laryngites successives, assez aiguës, sans que ces affections aient pu cesser.

A son arrivée à Allevard, le 26 juin 1882, je constatais l'état suivant :

La santé paraît très bonne. Les symptômes consistent seulement en troubles fonctionnels locaux, la rigidité des tissus hypertrophiés du larynx s'oppose à la mobilité des diverses parties de cet organe et produit les altérations les plus variées comme les plus graves de la voix ; de même que l'épaississement de ces tissus, par le rétrécissement qu'il détermine, entrave la respiration proportionnellement à son étendue et à son intensité.

Le malade éprouve de la gêne à respirer; dès qu'il monte ou marche un peu vite, il éprouve une sorte de suffocation. Les cordes vocales inférieures et les parties voisines sont le siège d'un fort épaississement de la muqueuse. Elles ne peuvent que faiblement se contracter. Le gonflement des replis aryténo-épiglottiques qui paralyse mécaniquement leurs mouvements, modifie leur état dans la phonation. Le son, le timbre et la tonalité de la voix sont altérés ; aussi est-elle couverte, enrouée, très faible.

L'examen laryngoscopique permet de voir que l'écartement des cordes vocales est incomplet.

Les aryténoïdes se rapprochent difficilement, aussi la voix est-elle rauque.

La toux est rare, ce qui tient aux changements survenus dans la sensibilité reflexe de la muqueuse ; car de nombreuses observations m'ont démontré que dans les maladies du larynx la toux laryngée était très rare, excepté lorsque les cordes vocales sont enflammées et que cette inflammation provoque une sécrétion de la muqueuse. Le larynx était peu sensible, même à la pression. La déglutition est très légèrement gênée.

De même que dans la laryngite glanduleuse, on voit des saillies à la surface de la muqueuse du larynx chez ce malade ; mais dans la laryngite granuleuse, ces saillies ont un aspect sphérique régulier, tandis que dans ce cas elles sont irrégulières. Dans la laryngite glanduleuse, l'affection réside uniquement dans le tissu des glandes, et il se produit une sécrétion donnant lieu à une expectoration de mucus, gris perlé, que l'on n'observe pas chez ce malade dont le tissu muqueux est gonflé, hypertrophié.

Je conseille au malade la médication suivante :

Faire usage de la boisson de l'eau sulfureuse à dose lentement progressive jusqu'à trois verrées par jour. Baigner la gorge très souvent dans la journée avec l'eau minérale et tout en répétant souvent ces bains locaux, s'étudier à faire descendre l'eau de manière à baigner le larynx ;

Prendre matin et soir une douche laryngée pulvérisée chaude, en ayant soin de faire de profondes inspirations afin de faire pénétrer l'eau pulvérisée ;

Passer deux heures par jour dans les salles d'inhalation gazeuse, faire usage de grands bains et de pédiluves.

Cette médication thermale complexe fut suivie pendant trente-sept jours. Ce ne fut qu'à partir du dix-huitième que le laryngoscope me permit de constater que la muqueuse avait subi une légère amélioration, que la voix était moins rauque. Les cordes vocales étaient plus mobiles; les replis aryténo-épiglottiques étaient moins raides, plus flexibles. L'épiglotte était plus mobile aussi, moins volumineuse; la muqueuse qui recouvre les cordes vocales supérieures était moins épaisse. Ces modifications de la muqueuse allèrent en s'améliorant jusqu'au départ du malade.

J'ai conseillé au malade de continuer pendant l'automne et l'hiver l'usage de l'eau d'Allevard en bains locaux et en boisson, de continuer les pulvérisations.

Le malade est revenu l'année suivante au mois de juillet. A son arrivée, je constate une très notable diminution de l'hypertrophie qui existait sur toute la muqueuse du larynx.

Il suivit le même traitement que l'année précédente pendant un mois. Au moment de son départ, je constatais une très notable amélioration. La voix était forte, claire et nette, et le malade me donna de ses nouvelles dans le courant de l'hiver, me disant qu'il allait si bien, que son médecin considérait comme inutile un nouveau séjour à Allevard.

Du traitement des angines chroniques par l'eau sulfureuse d'Allevard

Peu d'affections sont aussi communes que la pharyngite granuleuse, et souvent difficiles à guérir : aussi voyons-nous arriver à Allevard des centaines de malades qui désirent se débarrasser de cette affection ; un grand nombre guérissent pendant leur séjour ; les autres obtiennent toujours une amélioration telle, que de retour chez eux, la guérison s'opère encore. Cependant une seconde saison est nécessaire pendant l'année suivante. Avant de citer des observations, il me paraît utile de dire quelques mots sur la structure et la physiologie du pharynx, qui permettent d'expliquer la cause productrice de ces angines granuleuses.

La membrane muqueuse de la gorge peut s'enflammer chroniquement ; elle devient plus épaisse, sa couleur est plus foncée, bleuâtre, et elle devient sèche. Dans cet état, les glandules renfermées dans l'intérieur de cette membrane participent à l'inflammation qui s'étend aussi aux follicules de cette région.

Cet état inflammatoire est dû en général à l'abus de la fonction, c'est surtout chez les avocats, les prédicateurs et les chanteurs qu'on l'observe, c'est-à-dire chez les individus qui font excès de la gorge, chez les buveurs et les fumeurs.

MM. les professeurs Chomel, Hardy, Behier, ont donné le nom d'angine granuleuse à cette affection du pharynx caractérisée par un aspect mamelonné, granuleux. M. N. Guéneau de Mussy, se préoccupant de la nature des saillies, a donné à cette maladie le nom d'angine glanduleuse. Les Anglais l'appellent *clergymen's sore-throat*, mal de gorge des ecclésiastiques, des orateurs, des fumeurs. Si cette affection est le plus souvent réfractaire aux ressources ordinaires de la médecine, même aux cautérisations, c'est qu'elle reconnaît plusieurs causes ou diathèses : ainsi le principe herpétique donne à l'angine granuleuse des caractères différentiels qui ne permettent pas de la confondre avec la pharyngite rhumatismale, la pharyngite scrofuleuse, la pharyngite syphilitique. Dans l'angine herpétique, la muqueuse prend un aspect gris-jaunâtre ; tantôt il s'en exhale une sérosité, tantôt au contraire la muqueuse offre un état de sécheresse pénible, douloureux. Dans la pharyngite de nature rhumatismale, la muqueuse est rouge, boursoufflée, donnant lieu à une sécrétion mucoso-séreuse ; tandis que si l'affection est de nature scrofuleuse, la tuméfaction de la muqueuse est plus considérable, cette membrane est mamelonnée, violacée, et fournit une sécrétion mucoso-purulente souvent abondante ; la voix même est souvent altérée. Dans l'angine de nature syphilitique, la luette, le voile du palais, les amygdales, la paroi postérieure du pharynx sont couverts de plaques muqueuses, caractère essentiel de la maladie.

Avant d'entrer dans de plus amples détails, il est utile d'étudier la muqueuse du pharynx au point de vue de sa structure et à celui de son rôle physiologique.

Quant à sa structure, on peut diviser la muqueuse pharyngienne en deux parties : une partie inférieure située au-dessous de l'arcade pharyngo-palatine et qu'on peut appeler digestive, car elle est destinée au passage des aliments, et une autre supérieure formée par la face postero-supérieure du voile du palais et de la luette, le pourtour de l'orifice des trompes d'Eustache et la voute du pharynx ; on peut appeler cette partie, respiratoire, car elle est destinée à la respiration. De sorte que la partie inférieure du pharynx appartient au tube digestif dont elle constitue, avec la muqueuse de la bouche, l'extrémité supérieure, tandis que la partie supérieure du pharynx, continuation de la muqueuse du nez, représente l'extrémité supérieure de l'appareil respiratoire. A ces deux fonctions différentes correspond une structure différente. Ainsi, tandis que la première portion du pharynx ou portion digestive est revêtue d'un épithélium pavimenteux analogue pour la structure et l'épaisseur, à celui qu'on trouve dans la bouche, la seconde ou partie respiratoire de la muqueuse est recouverte d'un épithélium vibratile. La muqueuse respiratoire du pharynx renferme surtout des glandes muqueuses ordinaires ou en grappes ; celle inférieure ou digestive ne contient que de simples follicules. Les glandes muqueuses de la partie respiratoire s'ouvrent par un orifice très distinct ; elles forment une couche continue sur la paroi postérieure, au voisinage de la trompe d'Eustache, et sur la face postérieure du voile du palais. Les follicules, plus nombreux dans la partie digestive du pharynx, sont placés immédiatement au-dessous de la membrane muqueuse, plus superficiellement que les glandes muqueuses proprement dites ou glandes en grappes. Chacune d'elles forme un petit organe lenticulaire presque sphérique. Elles sont recouvertes à la face externe par la muqueuse, très mince en ce point, et plongent dans le tissu sous-muqueux, auquel elles sont peu adhérentes. Au centre de la surface se voit, sur chaque follicule, un petit orifice qui conduit dans une petite cavité remplie le plus souvent par une substance muqueuse.

Maintenant que la structure est connue, il importe de parler des fonctions de ces diverses parties. Le pharynx a pour fonction : 1° par sa portion postéro-inférieure, de contribuer au mécanisme si complexe de la déglutition et de donner passage aux aliments ; 2° par sa portion antero-supérieure, de servir de conduit à l'air pendant la respiration ; 3° de renforcer et de modifier les ondes sonores qui s'échappent de la glotte ; 4° de livrer passage aux produits de l'expectoration et de contribuer à leur expulsion.

Cette diversité de fonctions qui multiplient les causes d'irritation explique la fréquence de l'inflammation et particulièrement de l'inflammation chronique de la membrane muqueuse du pharynx. Cette inflammation chronique, caractérisée par la rougeur et l'épaississement de la muqueuse, peut n'intéresser que le derme de cette muqueuse et le tissu conjonctif sous-muqueux, et donner ainsi lieu à l'angine chronique simple.

D'autres fois les glandes et les follicules s'enflamment à la fois, s'hypertrophient et déterminent l'angine granuleuse ou glanduleuse dont nous allons nous occuper spécialement dans cet article.

La cause qui détermine ordinairement l'angine glanduleuse est l'irritation de la membrane muqueuse du pharynx : ainsi la respiration de vapeurs irritantes, les boissons excitantes, l'air froid et sec, sont des causes occasionnelles. Aussi cette angine est-elle fréquente chez les fumeurs, les buveurs et chez les individus qui respirent un air impur, tels que les chimistes, ceux qui lisent à haute voix, qui chantent souvent, les crieurs publics, les orateurs, les prédicateurs. On la rencontre surtout dans les pays froids et dans ceux à température brusque. Il est facile de s'expliquer le développement de l'angine des fumeurs et des buveurs ; mais pour celle des prédicateurs, des chanteurs, cela est plus difficile.

Que l'on considère que l'entrée des voies respiratoires est le nez et non la bouche. Or, la respiration de l'orateur et du chanteur, au lieu de se faire par le nez, s'accomplit exclusivement par la bouche ; il s'en suit que l'air inspiré ne passant plus par les fosses nasales, arrive directement, tandis qu'en traversant les anfractuosités des méats du nez, il passe par les cavités des sinus, s'échauffe, se sature d'humidité et par conséquent devient plus chaud, plus humide avant de pénétrer dans le pharynx et le larynx. Quand c'est par la bouche que l'air pénètre, il traverse une cavité lisse, il n'a pas le temps de s'échauffer, de s'humecter et il pénètre alors sec et froid, conditions voulues pour irriter la muqueuse.

Si l'individu qui soutient une conversation, s'interrompant souvent, n'éprouve aucun inconvénient du passage de l'air, il n'en est pas de même de l'orateur ni du chanteur, pour lesquels les périodes sont longues, et se succèdent sans repos. Après chaque période, toujours longue, il respire largement et brusquement par la bouche, la colonne d'air n'a pas eu le temps de s'humecter, de se réchauffer, elle pénètre directement dans le pharynx. Dès lors il est facile de comprendre que ce passage, cette introduction répétée d'air froid dessèche la muqueuse. L'orateur éprouve alors une sensation d'aridité provoquant cette petite toux appelée le *Hem* par les Anglais, qui est le premier indice d'une altération locale de la muqueuse du pharynx qui augmente peu à peu, suivant que la cause persiste toujours. C'est cette sécheresse de la gorge, si gênante pour l'orateur, qui l'oblige à humecter la muqueuse. Ce besoin est plus impérieux pour celui qui parle dans une atmosphère froide et sèche que pour celui qui se trouve dans un local chaud et humide. Ce phénomène est encore bien plus accentué chez les chanteurs qui sont obligés de faire des aspirations si brusques, plus répétées, à des expirations plus prolongées, ainsi que l'a parfaitement démontré M. Peter. Il ne saurait en être autrement, car la durée de l'inspiration est plus que double de celle de l'expiration et il est nécessaire qu'une ample inspiration vienne compenser la dépense considérable d'air faite pendant l'expiration. Elle se fait par la bouche, qui présente un diamètre triple de celui du nez. D'ailleurs, l'observation de Chomel est vraie : c'est que la plupart des individus qui ont les fosses nasales très étroites sont affectés d'angine chronique.

Cette maladie est plus fréquente chez les hommes que chez les femmes (Guéneau de Mussy). C'est de vingt à trente ans que l'angine est la plus fréquente (Green). Mais, suivant Chomel, Trousseau, Gubler et Guéneau de Mussy, la cause la plus fréquente de l'angine, comme nous le verrons plus loin, réside dans la diathèse herpétique.

PREMIÈRE OBSERVATION

Pharyngite herpétique

M. L . ., de Paris, âgé de trente-sept ans, d'un tempérament lymphatico-sanguin, nous est adressé par M. le professeur Hardy. Ce malade a eu, depuis plusieurs années, des poussées d'eczéma sur les doigts, derrière les oreilles et à la nuque. Très contrarié de cette affection qui le gênait dans ses habitudes de cercle et de soirées, ce malade, désirant être rapidement débarrassé de cette affection, s'adressa à un empirique. Celui-ci, par des lotions, des pommades, et sans l'usage à l'intérieur d'aucune médication dépurative, s'engagea à faire disparaître rapidement l'eczéma. Un mois après l'emploi de ce traitement, l'eczéma avait disparu, et, peu après, le malade se plaignit de douleur, de cuisson, de sécheresse à la gorge. Il ressentait aussi des picotements, qui provoquaient même un peu de toux. Ce fut alors qu'il alla consulter M. le professeur Hardy, qui lui conseilla l'usage des eaux d'Allevard, où il se rendit le 16 juillet 1878. A son arrivée, je constatai que la muqueuse du pharynx avait un aspect grisâtre, gaufré en certains points, tandis qu'ailleurs la muqueuse était rouge tuméfié.

Pendant la nuit et le matin, la muqueuse était sèche, douloureuse. Pendant le jour, il s'en écoulait un liquide séreux et parfois visqueux. Le larynx, examiné au laryngoscope, permit de voir que toute la muqueuse était saine, que les cordes vocales avaient leur coloration normale. L'épiglotte seule était rouge et sèche. Il est évident qu'elle était le siège des picotements qui déterminaient la toux.

La médication à suivre devant tendre à rappeler au dehors l'eczéma, le malade fut soumis à l'usage de la boisson de l'eau sulfureuse à dose progressive ; les bains furent conseillés. Il prit des douches générales, afin de provoquer une poussée à la peau. En même temps, il faisait tous les soirs, derrière les oreilles, une application du dépôt de la source mélangée à une petite quantité de glycérine. Il prit tous les jours une douche pharyngienne de vingt-deux minutes. Après quatorze jours de cette médication, les oreilles se tuméfièrent, devinrent rouges et doulou-reuses. Une éruption se manifesta et, en même temps, la gorge s'améliora, devint moins sèche et la muqueuse plus unie. Le malade continua sa cure pendant trente-deux jours, après lesquels la muqueuse du pharynx offrait une amélioration telle, qu'il était évident que la guérison serait complète lorsque les effets consé-cutifs de la cure auraient fait leur évolution, c'est-à-dire dans un mois ou deux.

Le malade revint à Allevard l'année suivante pour faire un nouveau traitement dans le but de guérir l'eczéma qui avait seulement persisté à l'oreille droite. Après vingt-sept jours de traitement à Allevard, le malade guérit complètement et la guérison s'est parfaitement maintenue.

DEUXIÈME OBSERVATION

Angine granuleuse

Peu d'affections sont aussi communes que la pharyngite granuleuse et souvent aussi difficiles à guérir : aussi voyons-nous arriver chaque année à Allevard des centaines de malades qui désirent se débarrasser de cette affection. Un grand nombre se guérissent pendant leur séjour ; les autres obtiennent toujours une amélioration telle que, de retour chez eux, la guérison s'achève encore. Cependant une seconde saison est souvent nécessaire pendant l'année suivante. Nous croyons devoir citer l'observation suivante comme type de cette maladie.

Madame P..., de Beauvais, âgée de vingt-six ans, nous est adressée à Allevard le 27 juin 1875, par M. le docteur Piogey, de Paris. Cette jeune dame, née de parents bien portants, d'une bonne constitution, d'un tempérament sanguin, bien réglée, est sujette, depuis deux ans, à un mal de gorge permanent. Tous les matins en se réveillant, et même dans la journée, elle éprouve le besoin fréquent de râcler la gorge, de tousser un peu pour rejeter une mucosité épaisse, difficile à expectorer. Elle éprouve une légère douleur à la partie inférieure et extérieure du pharynx du côté droit. L'amygdale droite est assez volumineuse. La paroi postérieure est rouge, présente plusieurs granulations dont quelques-unes sont assez développées, de la grosseur d'un petit pois. De nombreuses veinules dilatées sillonnent la muqueuse et se rendent aux granulations. Les piliers du voile du palais sont plus saillants et fortement colorés. Des deux côtés on voit de nombreuses granulations dues à l'hypertrophie des follicules de la membrane muqueuse. Cette inflammation s'est étendue aux glandes qui siègent à la partie antéro-postérieure du pharynx, derrière le voile du palais et à l'orifice de la trompe d'Eustache, dont la rhinoscopie démontre l'existence et le développement. La luette est longue et traîne sur la base de la langue. Le larynx et ses diverses parties ne présentent rien d'anormal. Cette affection inquiète la malade, chez laquelle on a pratiqué de nombreuses cautérisations avec le nitrate d'argent, la teinture d'iode et avec l'électro-cautère.

Je lui conseillai le traitement suivant : boire, le matin, à jeun et le soir à quatre heures, l'eau sulfureuse à dose progressive, depuis deux quarts de verre jusqu'à trois verrées par jour ; prendre tous les jours un grand bain, alternant de temps en temps, soit avec une douche générale, soit avec un bain de vapeur ; prendre tous les jours une douche pharyngienne continue, de vingt à trente minutes de durée et à 26 degrés ; faire usage, pendant la journée, de plusieurs gargarismes tièdes.

Cette cure, continuée pendant douze jours, amena une légère diminution du volume des granulations qui, en même temps, perdirent peu à peu leur teinte rouge. La malade poursuivit encore son traitement pendant dix-huit jours, durant lesquels elle prit des douches nasales. Dès le vingtième jour, j'avais constaté une notable diminution des vaisseaux que j'avais observés sur la muqueuse du pharynx. Les granulations étaient moins saillantes, moins nombreuses. La sécrétion avait diminué et le *Hem* était très réduit. La malade quitta l'établissement notablement soulagée. Je lui conseillai de continuer pendant l'automne et l'hiver l'usage des douches pharyngiennes au moyen d'un grand irrigateur, de faire usage, pendant dix jours de chaque mois, de deux verrées d'eau d'Allevard.

La malade revint l'année suivante et, à son arrivée, le 8 juillet, je constatai une notable diminution des granulations, et comme volume et comme nombre. Elle reprit la médication qu'elle avait suivie l'année précédente et, après vingt-sept jours de traitement, elle n'éprouvait plus de cuisson à la gorge, ne râclait plus le matin. La guérison devint définitive, puisque j'appris, au mois de mars suivant, que sa santé était parfaite.

TROISIÈME OBSERVATION

M. V..., de Rouen, âgé de vingt-neuf ans, nous est adressé à Allevard, le 18 juin 1884 par un médecin de Paris. Ce jeune homme, d'une bonne constitution, d'un tempérament lymphatico-sanguin, est sujet, depuis cinq années, à de fréquents maux de gorge qu'il a contractés en étant constamment obligé de rester exposé aux courants d'air dans une usine qu'il surveille. Tous les matins, en se réveillant, et même dans la journée, il éprouve le besoin fréquent de râcler de la gorge, de tousser un peu pour rejeter quelques mucosités blanchâtres. Il ressent une légère douleur à la partie inférieure externe du pharynx, autour de l'orifice de la trompe d'Eustache. L'amygdale de ce côté est plus volumineuse. La paroi postérieure du pharynx est rouge, et présente de nombreuses granulations, dont quelques-unes sont très développées. De nombreuses veinules dilatées sillonnent la muqueuse et se rendent aux granulations. Les piliers du voile du palais sont plus saillants et fortement colorés. L'hypérémie de la muqueuse s'est étendue aux glandes qui s'observent à la partie antéro-postérieure du pharynx, derrière le voile du palais et à l'orifice du canal auriculaire interne. La luette est rouge, longue, traînant sur la base de la langue. Le larynx et ses diverses parties ne présentent rien d'anormal. Cette affection préoccupe le malade par la crainte de ne pouvoir continuer la direction de ses ateliers.

Je lui conseille le traitement thermal suivant : Faire usage matin et soir de la boisson minérale. Prendre des grands bains alternés avec des douches à 48 degrés sur les extrémités inférieures.

Faire usage, matin et soir, pendant une demi-heure, des douches pharyngiennes dont il doit diriger le jet sur toutes les parties de la gorge.

Se gargariser très souvent dans la journée, en ayant soin de conserver dans la bouche le plus longtemps possible l'eau sulfureuse.

Passer deux heures par jour dans les salles d'inhalation gazeuse.

Au début il est évident que cette médication active devait réveiller un léger état d'acuité, dans le but d'amener une inflammation subaiguë, substitutive, devant modifier l'état de la muqueuse. En effet, dès le sixième jour, le malade se plaint d'une légère sensation de chaleur à la gorge. On modère alors le traitement et après quatre jours, le malade n'éprouve plus cette petite irritation et peut continuer la cure active conseillée.

Dès le treizième jour, il est facile de constater qu'il se manifeste une légère amélioration. La muqueuse est moins rouge. Les sécrétions ont diminué et les granulations diminuent en même temps que les veinules sont moins saillantes. Cette médication est continuée pendant trente-quatre jours, après lesquels le malade part content de sa cure. Je l'engage à suivre pendant tout l'hiver un traitement par l'eau d'Allevard employée en gargarismes, et à revenir l'année suivante. Ce malade est revenu une seconde fois à Allevard. Il a fait une nouvelle cure de trente jours, après lesquels j'ai été heureux de constater une guérison complète.

QUATRIÈME OBSERVATION

Mlle D..., âgée de vingt-et-un ans, d'une constitution délicate, d'un tempérament lymphatique, a eu de fréquents maux de gorge depuis quatre années. Elle est bien réglée et n'a jamais eu d'autres maladies, si ce n'est la rougeole et une légère scarlatine. Elle a suivi de nombreuses médications, dépuratifs, fortifiants, etc. Le pharynx a été cautérisé à diverses reprises, soit avec le nitrate d'argent, soit avec la teinture d'iode. A son arrivée à Allevard, le 10 juillet 1883, l'examen de la gorge nous fait voir que la muqueuse est rouge, tuméfiée et qu'il existe de nombreuses granulations siégeant sur la face postérieure de l'organe. Quelques-unes sont volumineuses et descendent jusqu'au rebord de l'épiglotte. L'épiglotte et toute la muqueuse du larynx ne présentent rien d'anormal.

Le traitement conseillé fut le suivant ; mais en même temps j'avertis le père qui accompagnait sa fille qu'il serait nécessaire de prolonger la cure pendant un mois à cinq semaines, en raison de l'état de la muqueuse.

La jeune fille fut soumise à l'usage de la boisson à petite dose au début et augmenté jusqu'à trois verrées par jour.

Tous les matins et soirs une douche pharyngienne à jet direct, promenée sur toutes les parties de la gorge pendant une demi-heure chaque fois.

Faire huit séances par jour dans les salles d'inhalation gazeuse, d'un quart d'heure chaque.

Répéter le plus souvent possible les gargarismes et les bains locaux de la bouche.

Ce traitement fut facilement supporté par le malade qui le suivit exactement.

Le premier effet fut de calmer l'excitation de la muqueuse, de faire diminuer sa coloration. Après quinze jours de cette médication, les petites granulations commencèrent à s'effacer. Les plus volumineuses devinrent moins rouges. Après vingt jours de traitement, il s'était produit une amélioration positive. La jeune fille se reposa pendant huit jours, après lesquels elle reprit son traitement qui fut encore continué pendant quatorze jours. Avant de faire recommencer la cure, je crus devoir cautériser, avec le galvanocautère, cinq granulations trop volumineuses pour céder à la simple médication sulfureuse. Cette cautérisation eut un très heureux résultat, et les douches pharyngiennes eurent pour effet d'amener la résolution complète de toutes les granulations. Au départ de cette jeune fille, il me fut facile de constater que la guérison devait être complète. Toute la muqueuse du pharynx avait repris sa coloration normale.

Il est donc évident que toutes les fois que la pharyngite est accompagnée de granulations nombreuses, qu'elles ont acquis un développement considérable, qu'elles sont surtout très anciennes, il ne faut pas hésiter à prévenir les malades que, pour obtenir la guérison de l'affection, ils doivent prolonger leur cure au-delà du terme fatidique des vingt jours que les malades prétendent suffisants pour guérir leur affection.

Il ne saurait en être autrement. Une affection aussi rebelle que la pharyngite granuleuse ne saurait être modifiée et guérie dans un temps aussi court.

Il s'agit encore d'une forme de pharyngite très fréquente et le plus souvent d'autant plus tenace qu'elle est essentiellement sous la dépendance d'un principe développé dans toute l'économie, dans le sang du malade.

CINQUIÈME OBSERVATION

M. L..., procureur de la République, d'un tempérament lymphatique, d'une assez bonne constitution a, depuis son enfance, des plaques de psoriasis disséminées sur le corps. Depuis dix années, il se plaint de sécheresse, de gêne et de douleurs à la gorge.

Chaque fois qu'il doit parler, il est obligé de se gargariser, et pendant sa plaidoirie, il est forcé d'humecter souvent sa gorge. La sécheresse est alors telle qu'il a de la difficulté à parler. Il a été dirigé sur Allevard par le professeur Chauffard. A son arrivée, le 24 juin 1881, il me fut facile de constater par l'examen du pharynx que toute la muqueuse était sèche, ridée et tapissée d'une couche de sérosité donnant lieu à une sorte de croûte constituée par du mucus séreux descendant des fosses nasales. L'examen de la cavité du nez me fait voir que la sécheresse remontait jusqu'au méat supérieur. Le malade n'éprouvait jamais le besoin de se moucher. La muqueuse du larynx ne me présenta rien d'anormal. La voix était d'ailleurs très nette.

Le traitement que je crus devoir instituer devait avoir pour but de chercher à modifier la diathèse. Avant de parler de la cure, je dois dire que ce malade avait été pendant trois années de suite à la Bourboule, deux années à Luchon, sans avoir obtenu d'amélioration. En présence de ces cures précédentes, je doutais d'obtenir une amélioration quelconque.

Le malade fut soumis à un traitement très énergique et dont j'avais reconnu déjà l'efficacité dans quelques cas analogues. En conséquence, je conseillais l'usage de la boisson à haute dose.

Prendre tous les jours un bain de vapeur à 40" de 25 minutes de durée, après lequel le malade est porté dans un grand bain dont la durée est de deux heures.

Prendre matin et soir une douche pharyngienne pulvérisée chaude à 36°, d'une demi-heure.

Faire usage de fréquents gargarismes.

Cette médication fut continuée pendant vingt-huit jours avec un repos complet tous les six jours.

Sous l'influence de ce traitement, le malade qui ne transpirait jamais, vit se développer une forte moiteur lorsqu'il faisait une longue promenade. Les plaques de psoriasis se modifièrent peu à peu et perdirent leur sécheresse. L'état de la gorge fut également modifié, au point que la sécheresse de la muqueuse avait notablement diminué. La surface était plus humide et les fosses nasales laissaient couler un mucus légèrement coloré. A son départ, M. L... allait mieux.

Comme il habite une ville où il existe une installation de bains de vapeur, je lui conseillais d'en prendre de temps en temps pendant l'hiver, de se gargariser avec l'eau d'Allevard et de faire des inhalations et des pulvérisations chaudes avec cette eau sulfureuse.

Il revint à Allevard en 1882 ; je constatais une assez notable diminution dans l'aspect de la muqueuse pharyngienne. Le malade me raconta qu'il n'était plus obligé de s'humecter la gorge lorsqu'il prenait la parole. Il fit une nouvelle cure d'un mois et à son départ je constatais que les muqueuses nasale et pharyngienne avaient presque leur état normal. Revenu en 1883, il fit une troisième cure, après laquelle le nombre et l'étendue des plaques étaient très réduits. La muqueuse du pharynx était guérie.

De la bronchite chronique

Les affections de la muqueuse des bronches constituent rarement des états morbides simples et sont souvent liées à des maladies constitutionnelles complexes ; mais quelle que soit leur nature rhumatismale, scrofuleuse, herpétique, le traitement sulfureux est également indiqué ; seulement le mode varie. Le catarrhe bronchique rhumatismal, le catarrhe muco-albumineux et même puriforme avec boursoufflement muqueux, granuleux de la scrofule, le catarrhe fluxionnaire érythémateux, se trouvent très bien du traitement des eaux sulfureuses et iodées d'Allevard ; mais il résulte de ces diverses formes une très-grande importance pour le médecin de rechercher quelle a pu être la cause de l'affection catarrhale, quelle est sa nature. Il doit interroger les antécédents des malades, les maladies qu'il a éprouvées, le genre de travail auquel il s'est livré, ses habitudes. Il est rare que cet examen ne mette pas sur la voie de la cause principale qui souvent, sans cela, resterait inconnue.

La double action excitante et altérante de l'eau sulfureuse et iodée d'Allevard en fait en quelque sorte un phénomène pathologique et thérapeutique qui agit et sur la surface cutanée et sur toute la muqueuse, non seulement pendant la durée du traitement thermal, mais encore longtemps après. Ainsi, pour combattre cette forme catarrhale, l'eau sera prise en boisson ; les bains devront être un peu chauds, les douches, les bains de vapeurs, en provoquant une forte dérivation sur la peau, en déterminant des transpirations abondantes, déplaceront la fluxion, et si, à ce traitement dérivatif, vient se joindre le séjour prolongé des malades dans les salles d'inhalation de vapeurs sulfureuses, qui agissent directement sur les muqueuses malades, on conçoit facilement que ce traitement devra nécessairement produire d'excellents résultats.

Le catarrhe dû à la diathèse scrofuleuse exige un mode de traitement différent et présente encore une forme morbide contre laquelle l'eau sulfureuse d'Allevard a une action toute spéciale, due à la présence de l'iode contenu dans cette eau minérale.

Dans ce cas, les bains seront plus prolongés, et les douches fréquentes. Les malades séjourneront de préférence dans la salle d'inhalation gazeuse.

Le catarrhe bronchique lié à la diathèse herpétique est beaucoup plus fréquent qu'on ne le croit ordinairement. En relevant les nombreuses observations que j'ai recueillies, je suis étonné de cette fréquence alternative de maladies cutanées et de cette forme de bronchites. Cette forme de bronchites s'accompagne généralement d'une sécrétion visqueuse, peu abondante, succédant à une toux sèche, pénible, accompagnée de quintes plus ou moins fortes et de dyspnée. Dans ces cas, les follicules seules de la muqueuse sont hypertrophiées et présentent une coloration lie de vin ; c'est dans les fosses nasales, le pharynx, la bouche, alors que la muqueuse de ces parties est atteinte, que l'on peut voir cette décoloration et cette hypertrophie, véritables caractères de l'affection.

Le catarrhe chronique des bronches n'est pas toujours lié à une diathèse ; il succède souvent à une inflammation franchement aiguë qui a laissé après elle une hypérémie de la muqueuse avec sécrétion trop abondante. Cette forme est plus facile à guérir que les précédentes.

Il est encore une sorte de toux qui cède rapidement à l'action de l'inhalation des gaz et des vapeurs d'Allevard ; je veux parler de cette petite toux consécutive à la coqueluche chez les enfants. Les faits très nombreux que je possède m'ont démontré que dans ces cas l'eau d'Allevard est un véritable spécifique, qui peut s'expliquer depuis la découverte du microbe de cette maladie.

Les inhalations des gaz sulfhydrique, acide carbonique et azote, exercent, les deux premiers, une action nocive aussi puissante contre ce microbe que celle qu'ils produisent sur le bacille de la tuberculose. C'est donc en détruisant la cause de la coqueluche que ces gaz calment les quintes de toux, les fait cesser et guérissent la maladie. Dans ces cas, la respiration du gaz azote, agissant sur l'éréthisme nerveux, détermine une sédation bien marquée qui, jointe à l'effet nocif du gaz sulfhydrique sur les microbes, explique la cessation de la maladie.

Si les diverses formes de bronchite dont il vient d'être question ne présentent pas toujours des caractères morbides graves pour les malades qui en sont atteints, il n'en est pas de même pour la bronchite insidieuse, début si fréquent de la tuberculose. Elle tient une place importante dans l'histoire de la tuberculose pulmonaire, mais l'intérêt clinique qu'elle présente n'est pas toujours en rapport avec la gravité des lésions que révèle l'autopsie. Telle bronchite dont on ne trouvera presque aucune trace après la mort, a été pendant la vie un élément morbide prédominant ; telle autre caractérisée, suivant MM. Grancher et Hutinel : « par des lésions profondes et anatomiquement variées, n'a joué qu'un rôle effacé dans le complexus symptomatique de la phtisie. C'est que les bronches comme le parenchyme lui-même sont le siège de poussées congestives. La congestion, cette vaso dilatation reflexe dont l'intensité est si variable suivant la nature des lésions, suivant la constitution des tissus lésés, et même suivant les individus, est un phénomène d'ordre essentiellement dynamique et, comme tel, sujet à des variations sans nombre. Dans la phtisie granuleuse, la bronchite joue parfois un rôle si important pendant la vie, qu'elle sert de caractéristique à certaines formes cliniques.

Dans la phtisie aiguë, à forme pneumonique, les bronches présentent au niveau des lobules atteints par le processus tuberculeux, des altérations qui aboutissent à la formation de noyaux caséeux, destinés à se fondre et à s'éliminer. Dans la phtisie aiguë, les lésions des bronches n'ont donc qu'une faible importance, mais c'est dans la tuberculose chronique qu'elles sont surtout intéressantes. Toutes les couches et tous les éléments constituants de ces conduits peuvent être altérés. On admettait généralement que, dès le début, la muqueuse irritée se dépouillait de son épithélium. M. Grancher affirme, au contraire, que le revêtement épithélial résiste beaucoup plus qu'on ne le croit.

La bronchite précède et accompagne toujours la tuberculose. On a toujours reconnu la rougeur et l'inflammation de la trachée et des grosses bronches; mais les lésions ne s'arrêtent pas à l'entrée des voies aériennes; au contraire, elles deviennent d'autant plus importantes qu'on s'approche de leurs terminaisons. On peut établir comme une règle, dit M. Grancher, que la déformation des bronches, dilatations et rétrécissements, est proportionnée à la durée de la phtisie.

Les altérations variées dont les bronches sont le siège tiennent donc une grande place dans le processus tuberculeux; c'est par les bronches que pénètrent les bacilles qui, proliférant dans la muqueuse de ces conduits, cheminent et pénètrent dans les alvéoles pulmonaires; c'est par les petites bronches que commencent les tubercules broncho-pneumoniques; c'est par les mêmes conduits que la substance ramollie s'élimine; sur son passage, cette matière irrite et souvent infecte la muqueuse; d'autre part, elle peut, après avoir pénétré dans les bronches, être portées par elles à des lobules encore sains et les rendre tuberculeux. Pendant la durée de la pthisie, ce sont les bronches dilatées et altérées qui produisent la plus grande partie du pus rejeté par les crachats des malades.

La bronchite joue un rôle très important dans la tuberculose et la précède le plus souvent; il est indispensable de ne jamais la négliger et nous avons vu bien des malades atteints de bronchites légères devenir phtisiques, qui sont venus à Allevard se guérir de ces toux qui précèdent si souvent ces maladies.

Il est très rare que les bronchites simples ne soient rapidement améliorées par les eaux d'Allevard. Le traitement doit consister en inhalations de vapeurs mélangées au gaz de la source, en l'usage de la boisson, des grands bains et des douches générales, dans le but d'exciter les fonctions de la peau.

PREMIÈRE OBSERVATION

Bronchite catarrhale

M. V..., âgé de 42 ans, d'une excellente constitution, d'un tempérament sanguin, avait toujours joui d'une bonne santé. Depuis deux ans et demi il s'est enrhumé plusieurs fois; mais pendant le mois de janvier dernier, il a contracté une bronchite, accompagnée d'une forte toux et de fièvre qui l'ont obligé à s'aliter pendant dix jours. Depuis lors, il a continué à tousser et à expectorer, surtout le matin et le soir. Il a fait usage de tisanes pectorales, balsamiques. Il a fait à diverses reprises des badigeons de teinture d'iode sur le devant de la poitrine. Il espérait que les chaleurs de l'été le débarrasseraient de sa toux. Comme elle continuait, il se décida à venir à Allevard, sur les conseils de M. le docteur Tissier. A son arrivée, j'examinai attentivement l'état de la poitrine. Je ne constatai aucune trace de matité dans les poumons. La respiration pulmonaire est normale; mais il existe de nombreux râles dans les bronches, surtout à droite et en arrière. La toux n'est pas pénible et les crachats sont expulsés facilement. Ils sont purement muqueux et colorés en vert. Du reste, ils ne contiennent aucun globule purulent, aucun bacille. Le malade respire facilement et n'éprouve pas d'oppression. L'appétit et le sommeil ne laissent rien à désirer.

Il est mis au traitement suivant :

Usage de la boisson sulfureuse coupée avec du lait chaud tous les matins, une séance d'une demi-heure à trois quarts d'heure dans la salle d'inhalation de vapeurs tous les après-midi, quatre séances d'inhalation gazeuse de dix minutes chaque.

Tous les deux jours, soit un grand bain, soit une douche générale à 46 degrés, suivie d'une sudation pendant une demi-heure.

Cette médication fut continuée pendant vingt-six jours. Le malade se trouva mieux dès le dixième jour. La toux diminua en même temps que l'expectoration. A l'auscultation, l'oreille percevait moins de râles. A son départ, je constatai une très notable amélioration faisant espérer la guérison. J'appris qu'elle avait été complète.

DEUXIÈME OBSERVATION

M. R..., de Salins, nous est adressé par son médecin de Besançon. Ce malade, d'un tempérament lymphatique, âgé de 52 ans, d'une constitution délicate, arrive à Allevard le 27 juin 1879. Je constatai alors l'existence d'une ancienne bronchite donnant lieu à de la toux fréquente accompagnée de gros crachats puriformes. L'oreille perçoit l'existence de râles muqueux à grosses bulles et sibilants, pas de matité, pas de bruits de souffle, mais des traces d'emphysème à la base en arrière, ce qui explique l'oppression légère qu'éprouve le malade.

Le malade est soumis au traitement suivant :

Usage à l'intérieur de la boisson minérale à doses progressives coupée avec du lait, puis, chaque jour, six séances de dix minutes dans les salles d'inhalation, en les prolongeant de dix minutes tous les dix jours.

Prendre tous les trois jours un grand bain, et tous les deux jours une douche générale, afin d'exciter les fonctions de la peau et augmenter la capillarité des vaisseaux périphériques.

Le malade suivit cette cure pendant vingt-cinq jours, après lesquels je constatai une très notable amélioration. Ce malade est revenu pendant trois années de suite à Allevard et n'a plus eu de bronchites.

TROISIÈME OBSERVATION

Bronchite chronique herpétique

M. le comte de B..., d'un tempérament nerveux, d'une constitution assez forte, âgé de cinquante-sept ans, nous est adressé par le professeur POTAIN ; à son arrivée à Allevard, le 5 août 1878, le malade nous expose que depuis cinq années, il se plaint de chaleur dans la poitrine, de toux tantôt sèche avec quintes violentes suivies d'une expectoration séreuse et visqueuse parfois plus épaisse et verdâtre. Il éprouve également de la sécheresse à la gorge et un sentiment de brûlure derrière le sternum. L'examen du pharynx démontre tous les caractères d'une pharyngite herpétique. L'auscultation laisse entendre du souffle bronchique quelques râles disséminés peu intenses ; pas de craquement, ni sec, ni humide, pas d'expiration prolongée, pas de râles crépitants. La percussion ne découvre nulle part la moindre matité. Le malade ayant eu à diverses reprises de légères manifestations cutanées, il est évident que cette bronchite est de nature herpétique, que ce principe s'est développé dans les bronches et y a déterminé cette irritation de la muqueuse.

Pour combattre cet état morbide, le malade est soumis à l'usage de la boisson de l'eau sulfureuse à dose modérée, puis progressive. Pour réveiller, stimuler les fonctions de la peau, le malade prend tous les jours un grand bain, il passe tous les jours cinquante minutes dans la salle d'inhalation de vapeurs sulfureuses qui, portées directement sur les parties malades, doivent ainsi modifier la muqueuse altérée, tout en calmant l'érétisme et faire diminuer les quintes de toux sèche. Il prend tous les soirs, à trois heures, une douche pulvérisée pharyngienne à 30 degrés. Dès le dixième jour, le malade tousse moins, la douleur du sternum a diminué, la gorge est moins sèche. A dater de ce jour, le malade est soumis à l'usage des bains de vapeur afin d'activer les fonctions de la peau. Il continue le traitement indiqué et au dix-neuvième jour l'amélioration a fait de notables progrès; il tousse beaucoup moins, n'a plus de quintes et l'expectoration séreuse est réduite à quelques petits crachats. Toutes les douleurs qu'il éprouvait derrière le sternum ont cessé, ainsi que la sécheresse de la gorge et le picotement qu'il y éprouvait.

Le traitement est encore continué pendant dix jours, après lesquels il quitte l'établissement très satisfait de son séjour. Ce malade est revenu l'année dernière au mois de juillet, il a fait cette seconde cure pendant vingt-quatre jours, et l'amélioration qui s'était maintenue pendant l'hiver a fait de tels progrès qu'à son départ la guérison était complète. Le malade m'a écrit le 4 avril dernier qu'il était complètement guéri.

QUATRIÈME OBSERVATION
Bronchite catarrhale

M. le comte de Z..., ancien syndic de Turin, d'un tempérament sanguin, d'une bonne constitution, nous est adressé le 23 juillet par le professeur GAMBA. Ce malade a eu, pendant l'hiver de 1877 à 1878, une bronchite catarrhale avec violentes quintes de toux accompagnées d'une expectoration muqueuse épaisse. Le moindre refroidissement réveillait immédiatement un léger état aigu. Malgré les soins les mieux entendus, l'affection a duré pendant tout l'hiver et la toux a persisté même avec les premières chaleurs, mais beaucoup moins forte. La percussion ne laisse entendre aucune trace de matité dans la poitrine, mais à l'auscultation, on entend de nombreux râles muqueux disséminés dans les bronches surtout en arrière du poumon gauche. Le malade est légèrement oppressé, ce qui s'explique par la présence de râles bullaires fins que l'on entend à la base du poumon gauche. Il se plaint d'un chatouillement pénible dans les bronches, en arrière du sternum. L'examen du pharynx indique une rougeur assez forte de la muqueuse qui est tuméfiée et parsemée de petits vaisseaux sanguins. Dès que le temps devient humide et frais, le malade tousse davantage et la gorge devient douloureuse. Le moindre exercice provoque la transpiration qui s'arrête sous l'influence du moindre courant d'air et rend le malade très impressionnable.

Le malade est soumis au traitement suivant : boire tous les jours trois demi-verrées d'eau sulfureuse, coupée avec du lait chaud, en augmentant jusqu'à quatre verrées. Faire chaque jour cinq séances de dix minutes chaque dans les salles d'inhalation gazeuse, en les prolongeant de cinq minutes tous les cinq jours, jusqu'à vingt-cinq minutes par séance.

Prendre tous les matins une douche locale à 43 degrés sur les extrémités, et dans l'après-midi, une douche pulvérisée pharyngienne de vingt-cinq minutes. Tous les deux jours, un bain à 35 degrés, de vingt minutes de durée et, pendant le courant de la journée, se gargariser plusieurs fois avec l'eau minérale tiède.

Cette médication fut continuée pendant vingt-six jours, après lesquels le malade est parti ne toussant plus; le pharynx avait repris son aspect normal. L'expectoration qui, pendant la cure, était devenue de moins en moins épaisse, n'offrait plus qu'une sécrétion glaireuse. L'auscultation ne laissait plus entendre de râles, et ceux de la base avaient complètement disparu. Le malade n'éprouvait plus la moindre oppression.

Je conseillais au malade de boire pendant l'hiver, durant douze jours de chaque mois, deux verrées d'eau d'Allevard.

Le 14 juillet 1878, le malade est revenu à Allevard faire une seconde cure, afin de consolider la première. Il n'avait eu qu'un léger rhume pendant le mois de janvier. Depuis lors, il n'avait plus toussé. Il a fait un nouveau traitement pendant dix-neuf jours. L'auscultation ne laissait entendre aucun râle. La gorge était dans le meilleur état, et je constatais à son départ une guérison complète.

CINQUIÈME OBSERVATION

Mme P..., de Paris, nous est adressée par le docteur Guéneau de Mussy. Cette dame, âgée de 37 ans, a eu plusieurs bronchites accompagnées de fortes quintes de toux. Il y a trois ans, elle a été prise d'oppression très pénible revenant par accès. Cette dame jouit d'une bonne constitution, d'un tempérament sanguin. Elle est bien réglée. A son arrivée, le 7 juillet 1878, je constate par l'auscultation que les bruits caractéristiques de l'emphysème existent à la base des poumons en arrière, surtout à droite. La malade est oppressée à la moindre montée, elle est obligée de rester à moitié assise dans son lit. Elle a surtout dans la nuit des quintes de toux, suivies d'une expectoration mousseuse et glaireuse. Ses crises reviennent toutes les trois semaines. Je lui conseille le traitement suivant :

Usage de la boisson sulfureuse chaude.

Tous les matins et le soir, faire une séance de trente minutes dans les salles d'inhalation de vapeurs, dont la durée sera augmentée progressivement jusqu'à celle d'une heure. Après l'inhalation du matin, recevoir sur les extrémités inférieures une douche à 41 degrés. Cette médication fut continuée pendant vingt-cinq jours et interrompue le onzième par une crise qui, au lieu de durer pendant trois ou quatre jours, comme les précédentes, ne dura que pendant quinze heures et son intensité fut beaucoup moindre. Cette dame quitta l'établissement dans un état satisfaisant. Elle était moins oppressée à la marche, la toux avait diminué.

Pendant tout l'hiver suivant, elle n'eut que deux crises, bien moins pénibles que celles qu'elle avait eues avant sa cure d'Allevard. Elle revient de nouveau faire un traitement l'année suivante. Je constatai une notable amélioration. Elle pouvait marcher sans essoufflement, s'étendre sur son lit.

Elle suivit son traitement de l'année dernière, et depuis lors, elle n'a plus eu de crise et même ne s'enrhume plus.

Il est encore une sorte de toux qui cède rapidement à l'action de l'eau d'Allevard et de l'inhalation de ses vapeurs; je veux parler de cette petite toux consécutive à la coqueluche chez les enfants, qui est accompagnée d'un léger éréthisme nerveux, et qui est souvent l'origine de l'asthme chez les enfants. Les faits très nombreux que je possède m'ont démontré que, dans ces cas, l'eau d'Allevard est un véritable spécifique.

DU TRAITEMENT DE L'ASTHME

PAR LES INHALATIONS DE VAPEURS ASSOCIÉES AVEC L'INHALATION DES GAZ SULFHYDRIQUE, CARBONIQUE ET AZOTE

Il est certain que depuis bien des années l'Etablissement du Mont-Dore jouit d'une réputation bien méritée dans le traitement de l'asthme. On sait que c'est à l'emploi de ses salles de vapeurs qu'il faut attribuer ces heureux effets, mais c'est principalement dans l'asthme catarrhal, rhumatismal, que s'obtiennent les meilleurs résultats, tandis que les malades affectés de crises liées au principe herpétique n'en retirent souvent que peu de bons résultats.

Il y a trente-cinq ans, sur les conseils de Trousseau, de Chomel et de Bazin, on construisit à Allevard des salles d'inhalation dans lesquelles on associa les principes gazeux de la source aux vapeurs sulfureuses provenant des générateurs, dans le but de traiter non seulement l'asthme catarrhal, l'asthme arthritique, mais celui de nature herpétique. Les résultats furent heureux et ces praticiens n'hésitèrent pas à adresser à Allevard les malades affectés d'asthme. Les nombreuses observations que j'ai recueillies m'ont fourni la preuve des excellents effets de ces salles. Il suffit de demander à ces malades ce qu'ils éprouvent dans cette atmosphère. Tous vous répondront qu'ils respirent plus facilement, qu'ils éprouvent un bien-être réel. Dans bien des moments de crise nous avons fait parler des malades qui, après quelques minutes de séjour dans ces salles, voyaient diminuer la gêne de respiration et beaucoup désiraient y rester plusieurs heures de suite.

Il nous paraît facile de se rendre compte de ces bons effets depuis que nous avons étudié l'action hyposthénisante des gaz sulfhydrique, carbonique et azote sur le système nerveux des voies respiratoires, nerf vague et nerf pneumo-gastrique. Les observations suivantes nous en fournissent la preuve.

La nature de l'asthme, d'après l'opinion aujourd'hui admise par la grande majorité des auteurs, en tête desquels nous devons placer M. G. Sée, l'asthme serait un type de névrose localisée et reflexe, caractérisée par le spasme inspiratoire accompagné presque toujours d'un trouble dans l'innervation sécrétante de la muqueuse bronchique, « chaque paroxisme est constitué par un cycle : une excitation centripète partant soit des bronches terminales, du pneumo-gastrique ou de ses congénères fonctionnels (olfactif, trijumeau, sympathique), soit des nerfs cutanés, puis agissant sur le centre respiratoire pour y éveiller une incitation motrice par voie centrifuge des muscles inspirateurs qui entrent en contraction plus ou moins prolongée ».

Cette névrose pneumo-bulbaire reconnaît comme toute autre manifestation névropathique, des causes prédisposantes.

Cette maladie est plus fréquente qu'on ne le croit chez les enfants. Certains auteurs, qui ont écrit sur les maladies des enfants, ont admis que l'asthme des enfants ne différait pas de celui des adultes, d'autres insistent sur les différences cliniques qui séparent les manifestations asthmatiques suivant l'âge des sujets.

De nouveaux travaux publiés depuis les dernières années sur les phénomènes reflexes ayant leur point de départ dans l'irritation des voies respiratoires supérieures (muqueuse nasale et pharyngienne) ont conduit à des aperçus nouveaux sur la nature de certaines dyspnées asthmatiques chez l'adulte, et il est essentiel de dire que chez l'enfant on observe l'asthme d'origine nasale. Il est également certain que l'on connaît depuis longtemps le retentissement des troubles digestifs et surtout gastriques sur l'appareil respiratoire (asthme dyspeptique).

Dans le traité classique de M. le docteur Bouchut, on lit que l'asthme des enfants « n'est jamais qu'un symptôme : 1° de la compression des bronches ou du nerf pneumo-gastrique par des tumeurs tuberculeuses ou par des abcès du médiastin ; 2° de la tuberculose pulmonaire ; 3° de la bronchite chronique avec emphysème des poumons ; 4° des tumeurs du thymus comprimant la trachée ; 5° enfin des maladies organiques du cœur ».

Si on compare cette énumération, faite par un auteur dont l'autorité et la compétence sont incontestées, à celle que l'on trouve dans quelques nouveaux travaux, tels que l'ouvrage de M. le docteur Montcorvo, on verra combien l'étiologie de l'asthme chez les enfants est complexe. La prédominence anatomique et fonctionnelle de la moelle sur le cerveau dans les premières années de la vie font des enfants des sujets prédisposés à tous les troubles reflexes, aux spasmes toniques comme le tétanos, ainsi que les spasmes atoniques comme l'éclampsie.

La fréquence des accès de dyspnée asthmatique chez lui est d'autant moins surprenante que le fonctionnement de son appareil respiratoire présente des caractères particuliers. La fréquence des mouvements respiratoires qui atteint encore de 27 à 30° à l'âge de cinq et sept ans et le rythme de ces mouvements offre des irrégularités et des variations nombreuses.

En admettant que l'enfance est prédisposée à l'asthme, il est naturel de dire que les enfants appartenant à des familles de névropathes présentent une prédisposition plus fréquente que d'autres. Quant à l'hérédité directe de l'asthme, admise par les auteurs, elle n'est pas toujours constante. Les enfants chétifs, mal nourris, rachitiques, syphilitiques sont surtout prédisposés à la maladie parce que leur système nerveux, devenu particulièrement impressionnable, réagit facilement aux excitations par la production de phénomènes spasmodiques des muscles striés ainsi que des muscles lisses ; convulsions, tétanos, spasme glottique, laryngite stréduleuse, incontinence nocturne d'urines.

L'asthme reconnaît des causes occasionnelles. L'excitation qui, par l'intermédiaire du reflexe pneumo-bulbaire, aboutit à l'asthme ne part presque jamais d'un point du névrose. Les auteurs ne signalent pas les dyspnées asthmatiques dans les maladies de l'encéphale, de la moelle, ni des méninges.

Mais l'excitation de la surface cutanée est fréquemment en cause. Les enfants issus d'asthmatiques ont une tendance particulière, dès leur naissance, aux catarrhes aigus des voies respiratoires ; il n'est pas rare que le coryza débute chez eux dès le début de la vie, récidive à la moindre influence du froid humide et, au bout de quelques mois ou de quelques années, vers quatre à sept ans, des manifestations de la maladie apparaissent. MM. Gerhart et Germain Sée admettent le froid humide et les changements brusques de température comme causes de l'asthme.

Les enfants d'arthritiques sont, en outre, disposés aux affections de la peau ; l'eczéma apparait chez eux de bonne heure sous diverses formes sèches ou humides, localisées ou générales. Le fonctionnement de leur peau est imparfait et l'on voit souvent une relation s'établir entre ces manifestations cutanées et leurs catarrhes bronchitiques qui peuvent coïncider ou alterner.

Les irritations gastro-intestinales peuvent provoquer les accès d'asthme. Hlénach, en 1876, a très bien décrit l'asthme dyspeptique, il cite des cas dans lesquels des enfants de onze mois et d'autres de neuf à douze ans ont été pris de crises de dyspnée très violentes accompagnées de cyanose, d'angoisse, de faiblesse du pouls, disparaissant très vite sous l'influence d'un vomitif débarrassant l'estomac. Silberman, en 1882, a signalé des faits semblables. Il rattachait l'accès à un désordre fonctionnel du vague éveillé par la présence d'aliments mal élaborés dans le tube digestif. Hénoch invoque un trouble vaso-moteur d'origine réflexe. M. Bouchard, chez l'adulte, a signalé des crises d'asthme dans la dilatation stomachale et des auteurs ont observé des accès dyspnéiques nocturnes avec cyanose, angoisse, pouls filiforme chez les enfants ayant des dilatations de l'estomac (Legendre).

Une autre cause d'accidents asthmatiques digne de fixer l'attention est celle des reflexes d'origine nasale et pharyngienne. Quand Voltaline eut signalé des relations entre certains cas d'asthme et les polypes des fosses nasales, beaucoup d'observateurs confirmèrent la réalité de ces faits, et plus d'une fois l'ablation du polype fit disparaître l'asthme. Makensie, de Baltimore, ajoute qu'il existe dans les fosses nasales des surfaces sensitives bien délimitées dont l'excitation provoque des phénomènes spasmodiques reflexes, la toux quinteuse et opiniâtre. D'autres observateurs, comme Hack, ont admis qu'il existait surtout en pareil cas de la congestion et de l'inflammation chronique de la pituitaire (rhinite hypertrophique). Les faits si connus où l'influence des odeurs (asthme des foins) sur la production d'asthme est évidente, plaident bien en faveur d'accès d'asthme d'origine nasale.

M. Ruault vient d'attirer l'attention sur des reflexes d'origine amygdalienne ; il démontre que l'hypertrophie des amygdales avec poussées aiguës intermittentes doit être considérée comme cause d'accès d'asthme.

Il en est de même de l'irritation réflexe de la muqueuse bronchique qui est un fait incontestable. L'inhalation des poussières, de fumée, de gaz méphytiques sont autant de causes pouvant produire l'asthme, en déterminant d'abord le catarrhe des bronches, puis la dyspnée spasmodique survenant à la suite d'une provocation quelconque.

M. Jules Simon, qui a fait connaître plusieurs manifestations intéressantes de la fièvre intermittente larvée chez les enfants, a cité des observations d'accès de suffocation asthmatique qui ont rapidement cédé à l'emploi de la quinine. La syphilis peut être la cause d'accès d'asthme par suite d'adénopathie péribronchique chez des sujets atteints de l'infection syphilitique.

Si nous avons cru nécessaire de rechercher quelles sont les causes des crises d'asthme soit chez les enfants, soit chez les adultes, c'est que l'étude de ces causes est très importante dans la direction du traitement thermal. Il ne suffit pas d'envoyer comme on le fait au Mont-Dore tous les asthmatiques dans les salles d'inhalation de vapeurs et de leur faire prendre des demi-bains très chauds et des bains de pieds, traitement qui réussira très bien si l'asthme dépend d'un catarrhe chronique des bronches, mais si la maladie est liée à la tuberculose, à l'engorgement des ganglions bronchiques, à une diathèse herpétique, à l'arthritisme, ce ne sont plus les inhalations de vapeurs qui sont indiquées, ce sont les inhalations gazeuses et iodées qui doivent être prescrites en même temps que l'usage de la boisson de l'eau sulfureuse et iodée de la source. Que l'eczéma soit sec ou humide, il faut soumettre le malade à l'usage de bains sulfureux prolongés pour modifier la peau.

Si l'asthme est déterminé par des reflexes d'origine nasale et pharyngienne, il sera nécessaire de faire usage des douches dirigées dans les fosses nasales et dans le pharynx afin de modifier l'état des muqueuses de ces organes S'il existe des polypes, il est indispensable de les enlever et d'agir ensuite sur la muqueuse si souvent congestionnée et hypertrophiée.

Les observations suivantes indiquent les différents traitements thermaux qui doivent varier suivant les causes de l'asthme.

PREMIÈRE OBSERVATION

Asthme catarrhal

M. P..., âgé de trente-six ans, a contracté plusieurs bronchites depuis six ans. Il y a deux ans, il a été pris de toux sèche, par quintes, sans expectoration et accompagnée d'oppression. Ces quintes et la gêne de la respiration durèrent pendant plusieurs jours et se terminèrent par une expectoration de crachats glaireux, filants. Un mois après, les mêmes accidents se représentèrent de nouveau. La respiration était très pénible, anxieuse, suffocante et accompagnée d'une sueur profuse. La crise dura pendant dix-sept heures, après lesquelles tous les symptômes de l'asthme disparurent complètement. A son arrivée à Allevard, l'auscultation me permit de constater à la base du poumon droit des râles légèrement sifflants, un peu d'emphysème et de sonorité trop prononcée à la percussion. Dans toute la partie supérieure du même côté existaient des râles des anciennes bronchites. Le cœur ne présentait rien d'anormal.

Il était évident que le malade était affecté d'asthme catarrhal. En conséquence, je le soumis à la médication thermale suivante : usage, matin et soir, de deux verres d'eau sulfureuse. Passer, matin et soir, une demi-heure dans la salle d'inhalation de vapeurs ; prendre tous les jours un bain de jambes ; tous les deux jours un bain à 40° de vingt minutes de durée, alternant avec une douche générale à 45°. Sous l'influence de cette médication énergique, la bronchite s'améliora au seizième jour, il eut une petite crise qui ne dura que pendant cinq heures et beaucoup moins intense que les précédentes. A la suite de cette crise, le malade fut moins oppressé. Il se sentait beaucoup mieux. Je lui prescrivis de suspendre la médication pendant quatre jours après lesquels il recommença sa cure que je fis prolonger pendant quatorze jours. Sous l'influence de cette médication le malade, se trouvant mieux, il retourna chez lui. Pendant l'automne et l'hiver qui suivirent, il eut une seule bronchite qui ne dura que pendant une douzaine de jours et il n'éprouva qu'une seule crise. Le malade est revenu l'année suivante. Il y suivit le même traitement que l'année précédente et, depuis lors, il n'a plus eu d'accès d'oppression, ni de bronchites.

DEUXIÈME OBSERVATION

Asthme lié à une diathèse herpétique

Mlle J..., de Honfleur, âgée de dix-sept ans, nous est adressée, le 7 juillet 1885, par M. le professeur Hardy. Cette jeune personne, bien réglée, d'une assez bonne constitution, née d'un père arthritique, ayant eu un eczéma humide sur différentes parties du corps, est, depuis deux ans, atteinte de crise d'asthme dont les accès sont devenus plus fréquents et plus pénibles. A l'âge de treize ans, il lui est survenu un eczéma sur la main droite et sur la jambe du même côté. Cette jeune fille, très contrariée d'être obligée de dissimuler cette affection par l'usage permanent de gants, désirant se guérir de cette affection, consulta un médecin de la campagne qui lui conseilla l'usage d'une pommade dont les effets devaient la guérir très vite. Malgré les sages conseils de son médecin, qui s'y opposait, elle fit usage de ce moyen qui fit rapidement disparaître toutes traces de l'affection cutanée, mais il lui survint rapidement une toux sèche, fréquente, très pénible. Dès ce moment, elle fut prise d'accès de suffocation violente, accès qui duraient pendant cinq à six jours et se renouvelant de deux à trois fois par mois. Il y avait sept mois qu'elle éprouvait ces accès d'asthme lorsqu'elle arriva à Allevard.

Elle fut soumise à la médication sulfureuse suivante : usage de la boisson sulfureuse, matin et soir. Séjour d'une heure dans les salles d'inhalation de vapeurs, un grand bain sulfureux chaque matin, suivi d'une pédiluve. Cette jeune fille, qui se plaignait constamment d'une petite toux sèche, éprouvait, dès qu'elle était entrée dans la salle d'inhalation, un bien-être réel. Sa toux cédait très rapidement après quelques minutes de séjour dans les salles. Pendant les onze premiers jours du traitement elle se trouva soulagée, mais, au douzième, elle fut prise d'un nouvel accès, moins fort que d'habitude et qui ne dura que trente heures. Vingt-quatre heures après, elle reprit sa cure en se reposant pendant une journée tous les six jours. Cette médication fut continuée pendant vingt-six jours sans voir réapparaître une nouvelle crise. Pendant l'automne, l'hiver et le printemps qui suivirent, elle n'eut que trois crises peu fortes ; toutefois, je dois ajouter que pendant son traitement je lui faisais recouvrir la main et la partie qui avait été le siège de l'eczéma de boue minérale recueillie à la source et qui avait ramené des traces de l'ancien eczéma.

Cette jeune fille est revenue l'année suivante faire une nouvelle cure qui fut suivie d'une guérison complète.

Cette observation fort intéressante, dont j'ai de fréquents exemples, démontre la puissance curative de cette médication, qui démontre les excellents effets que l'on peut attendre de l'inhalation des vapeurs sulfureuses associées à l'action de l'inhalation des gaz contenus dans l'eau minérale. Chez les enfants asthmatiques, j'ai constaté des crises nombreuses, soit que l'affection fut liée à un principe cutané ou à l'engorgement des ganglions bronchiques ; en voici un exemple :

TROISIÈME OBSERVATION

M. Sch..., de Marseille, âgé de sept ans, né de parents herpétiques, a sur le dos, derrière les oreilles et aux plis des coudes des éruptions sèches d'eczéma ; cet état est accompagné de quintes de toux très pénibles et, pendant presque toutes les nuits, il est pris d'accès de suffocation d'une durée de cinq à six heures. Depuis huit mois, l'éruption siégeant derrière les oreilles a presque disparu et c'est depuis lors que l'asthme est devenu presque permanent.

Le traitement prescrit a consisté en l'usage de la boisson sulfureuse, des grands bains pris chaque jour. Tous les matins, après le bain et dans l'après-midi, il faisait des séances d'une demi-heure, au début, puis d'une heure après le huitième jour. Tous les soirs on appliquait derrière les oreilles une couche de boue sulfureuse ainsi qu'aux plis du bras. Cette application amena de vives démangeaisons et de nombreuses vésicules d'eczéma se développèrent sur ces parties. Dès l'apparition de cette éruption, la toux diminua, les crises d'asthme diminuèrent peu à peu et, à la fin du traitement, au trentième jour, le petit malade pouvait rester couché horizontalement dans son lit et les crises avaient cessé. Je conseillai à sa mère de faire tous les dix jours une légère application de la boue sulfureuse et de ramener l'enfant l'année suivante. Cette cure surprit beaucoup son médecin, le docteur Seux père, qui le renvoya dès le mois de juin en m'adressant en même temps un autre enfant de quatorze ans atteint de crises d'asthme survenues à la suite de la disparition d'un eczéma à forme sèche qui, après s'être développé sur une grande étendue de la surface cutanée, avait disparu pendant l'été sans que l'on eut employé aucun traitement externe. Toutefois, il faut ajouter qu'il avait fait un long usage de boissons, de sirops dépuratifs.

Ces deux enfants furent guéris, le premier complètement après sa seconde cure et l'autre partit notablement soulagé.

Il est donc évident que cette guérison a été le résultat du traitement suivi à Allevard et qui démontre la puissance curative des inhalations de vapeurs combinées avec celle des gaz sulfhydrique, carbonique et azote. Ces faits prouvent également l'action sédative du gaz azote sur le système nerveux des voies respiratoires.

QUATRIÈME OBSERVATION

Madame S..., âgée de 42 ans, a toujours joui d'une bonne constitution. Sa santé n'avait jusqu'alors laissé rien à désirer, lorsqu'il y a quatre années, à la suite d'un refroidissement, elle a été prise de douleurs rhumatismales siégeant dans un certain nombre de muscles, d'une bronchite assez intense. Elle fut alitée pendant quelques jours, après lesquels les douleurs disparurent. La malade continua à tousser par petites quintes et, après deux mois, elle se réveilla pendant une nuit avec un accès de suffocation violente, qui persista pendant quelques jours et cessa ; mais, à dater de ce moment, la malade conserva de l'oppression à la plus petite montée ; pendant l'hiver suivant, elle fut prise de quatre crises d'asthme. Sur les conseils de M. le professeur Hardy, elle arriva à Allevard le 10 juillet 1882.

A son arrivée, l'examen de la poitrine me permet de constater par la percussion une résonnance anormale, à la base des deux poumons en arrière, plus prononcée à gauche qu'à droite. L'auscultation fait entendre des râles sibilants fins à gauche, caractères du bruit emphysémateux.

En raison des douleurs de rhumatisme éprouvées antérieurement par cette malade, je lui prescris le traitement suivant :

Boire tous les jours deux verrées d'eau sulfureuse. Prendre tous les deux jours un bain de vingt minutes à 36 degrés ; tous les matins, après le bain, faire une séance de quarante minutes dans la salle d'inhalation de vapeurs. Le jour où la malade ne prend pas de bains, elle a une douche générale à 40 degrés, pendant laquelle elle respire les vapeurs sulfureuses à 40 degrés. Sortant du cabinet de douche, elle est emportée dans son lit, bien enveloppée dans une couverte de laine pour avoir une sudation de trente minutes. Le jour de la douche, prise le matin, elle ne se rend dans la salle d'inhalations de vapeurs que le soir à 4 heures.

Cette médication est continuée pendant vingt-deux jours, après lesquels l'oreille n'entend plus de râles sibilants ; mais les bruits d'emphysème persistent encore à gauche ; à droite on ne les perçoit plus.

Cette dame est revenue l'année suivante, 1883. Elle n'a plus ressenti de douleurs de rhumatisme, n'a pas eu de rhume pendant l'hiver. Au mois de janvier et à la fin de mars, elle a eu deux légères crises. Elle a suivi un nouveau traitement semblable à celui de l'année précédente. A son arrivée, je constatais encore de petits râles à gauche qui, à son départ, avaient complètement disparu.

CINQUIÈME OBSERVATION

M. L..., ministre plénipotentiaire, a eu de nombreuses bronchites et éprouve de grandes fatigues pendant de longs voyages. Depuis trois ans, il est pris de violents accès d'asthme se renouvelant tous les deux mois. Il est très oppressé. Il a de fortes quintes de toux sans expectoration. L'appétit est très irrégulier. Le sommeil interrompu par son oppression. Il est obligé de rester assis dans son lit. L'examen de la poitrine fait entendre des râles nombreux, sibilants et ronflants. Les deux poumons en arrière respirent difficilement. Les vésicules sont dilatées et l'air ne se renouvelle que difficilement.

Le malade est soumis à la médication suivante : deux petites verrées d'eau sulfureuse le matin et une le soir. Tous les matins une douche locale à 46 degrés sur les extrémités inférieures. Deux séances de trente-cinq minutes, puis de quarante et de cinquante, matin et soir, dans les salles d'inhalations de vapeurs. Tous les quatre jours demi-bain d'un quart d'heure. Repos de vingt-quatre heures tous les six jours. Ce traitement a été continué pendant trente-cinq jours. Dès le douzième jour, le malade assure qu'il est un peu moins oppressé. Il a meilleur appétit. Au vingtième jour, je constate que les râles ont diminué de nombre et d'intensité. Le sommeil revient. Le malade est moins oppressé à la marche. Il se sent soulagé. A son départ, le mieux s'est encore accentué. Il est revenu l'année suivante. Il avait passé un meilleur hiver. Son essoufflement avait diminué, mais il avait eu encore trois crises moins longues et moins pénibles. A son arrivée, je constate encore la présence des râles sibilants, mais moins forts. Le bruit d'emphysème est moins prononcé. Il reprend le même traitement qu'il avait suivi l'année dernière. Il a prolongé son séjour pendant six semaines, après lesquelles je constate une très notable amélioration qui a continué pendant tout l'hiver.

Il me serait facile de citer d'autres observations parmi celles que j'ai recueillies dans ma longue pratique et qui prouvent que si l'asthme catarrhal guérit au Mont-Dore par les inhalations de vapeurs, les inhalations sulfureuses déterminant les mêmes effets dans cette forme de la maladie, il n'en serait pas de même pour les autres variétés de l'asthme qui obtiendraient de plus rapides, de plus constants et des effets plus certains par les inhalations telles qu'elles existent à Allevard, grâce à la combinaison des vapeurs sulfureuses combinées avec les gaz contenus dans cette eau minérale.

MALADIES DE LA PEAU

L'action spécifique du principe sulfureux des eaux hépatiques dans les maladies cutanées est certaine et dans tous les temps, depuis les Romains, les sources sulfureuses ont été reconnues les meilleures pour le traitement des affections de la peau : aussi le soufre et ses composés agissent-ils d'une manière très marquée sur ces maladies. Parmi les préparations sulfureuses, les eaux sulfureuses, on le sait, sont placées en première ligne. C'est près des sources sulfureuses que les malades atteints de dartres ou d'autres maladies chroniques de l'appareil cutané se rendent exclusivement et que beaucoup y trouvent une guérison que tous les efforts des médecins n'avaient pu obtenir.

D'ailleurs le soufre est l'agent spécifique qui détruit les champignons ; or, comme il est démontré que les parties malades de la peau sont couvertes de végétations parasitaires, il est certain que l'acide sulfhydrique et le soufre contenus dans l'eau minérale d'Allevard, guérissent ces affections en en détruisant la cause. L'expérience, au reste, s'est chargée de démontrer l'exactitude de ce qui est indiqué par la théorie. L'établissement d'Allevard a guéri souvent des affections qui avaient été rebelles à tous les traitements antérieurs, et même à l'emploi interne et externe d'autres eaux sulfureuses, telles que celles de Barèges, de Luchon et d'Uriage. L'expérience de 30 années m'a démontré que si ces maladies, même lorsqu'elles affectent les formes les plus graves, se guérissent fréquemment à Allevard, c'est à la poussée qui arrive aux malades pendant leur traitement, que l'on doit attribuer cette énergie curative. Il me serait facile de citer de nombreuses observations où des eczémas, des lichens, des psoriasis et des pythiriasis datant de longues années, pour lesquels les sources des Pyrénées, les eaux de la Bourboule, avaient été infructueuses, ont été guéris à Allevard. Cette poussée ne s'obtient pas, comme à Louesch, à la suite de bains prolongés pendant 6 à 8 heures, mais seulement d'une durée de 2 heures.

DOUZIÈME OBSERVATION

Eczéma

M. D..., d'Orléans, d'une bonne constitution, d'un tempérament bilieux, âgé de 39 ans, est affecté, depuis bien des années, d'un eczéma contre lequel il a vainement lutté, soit par les moyens ordinaires de la médecine, soit par les eaux de Luchon, de Barèges et même de Royat, où il a fait trois saisons.

Le 18 juillet 1877, il se rendit à Allevard, d'après les conseils de MM. les docteurs Guibout et Hardy ; à son arrivée, je constate que toute la cuisse, la jambe et le dessus du pied sont recouverts de larges squammes sous lesquelles se fait un suintement séreux abondant qui l'oblige à recouvrir ce membre de poudre d'amidon et à le tenir enveloppé. Il éprouve de vives démangeaisons. Tout le côté droit du ventre est recouvert de squammes. Derrière la nuque existe une surface sèche, siège d'une forte démangeaison ; au talon du pied droit et à la base des orteils, la peau est sillonnée de fentes très douloureuses et rendant la marche très pénible.

Je conseillais l'usage de la boisson sulfureuse à la dose progressive, depuis trois demi-verrées jusqu'à quatre verrées par jour. Prendre tous les jours un grand bain d'une heure, en augmentant chaque jour jusqu'à la durée de deux heures et demie. Tous les soirs, avant de se coucher, le malade recouvrait les parties malades de compresses imbibées d'eau minérale, après avoir fait des lotions pendant un quart d'heure. Après le septième bain, toutes les squammes s'étaient détachées, les démangeaisons étaient moins fortes. Le sixième jour, le malade allait mieux, on commençait à apercevoir, sur quelques points des surfaces malades, un nouvel épiderme en voie de formation. Les sécrétions avaient notablement diminué. Les fissures des doigts de pied étaient moins douloureuses, et quelques-unes se cicatrisaient. Le dix-huitième jour, le malade se plaignait d'une courbature générale, de chaleur à la peau, d'insomnie, de perte d'appétit. Le pouls donnait 96° 2. Je suspendis le traitement, le malade fut obligé de s'aliter, et le lendemain, les plaques d'eczémas étaient devenues rouges et sur les parties saines, sur les avant-bras et le dos, il se manifesta une éruption miliaire, la fièvre diminua le lendemain. Le sommeil revint ainsi que l'appétit.

Après un repos de cinq jours, le malade reprit son traitement en diminuant chaque jour d'un quart-d'heure la durée du bain jusqu'à ce qu'il fût revenu à celle d'une heure.

La médication fut continuée pendant 35 jours, après lesquels le malade quitta l'établissement. A son départ, je constatai la guérison des fissures des pieds. L'eczéma de la cuisse avait diminué des deux tiers. Celui de la jambe était en voie d'amélioration. J'engageai le malade à suivre pendant tout l'hiver une médication qu'il devait soumettre à son médecin, et à revenir l'année suivante.

Le 26 juin suivant, il revint, et je constatai que l'amélioration avait encore augmenté. Je le soumis à la médication qui, l'année précédente, avait donné un aussi bon résultat. Les mêmes phénomènes de poussés se manifestèrent, et après 28 jours de cure, le malade était à peu près guéri. Il ne restait à la jambe que des traces de la maladie, qui disparaissaient deux mois après son départ. Le 6 juin dernier, ayant écrit au malade pour avoir de ses nouvelles, il me répondit qu'il était complètement guéri ; mais qu'il reviendrait en 1881.

TREIZIÈME OBSERVATION

Prurigo

Mme N..., de Chambéry, âgée de 52 ans, d'un tempérament lymphatique, jouissant habituellement d'une bonne santé, est née d'un père qui a, pendant longtemps, souffert d'une maladie cutanée qu'elle croit avoir été semblable à la sienne ; elle est mère de deux enfants et a traversé l'âge critique sans accident ; depuis deux ans, elle souffre d'une dermatose qui paraît s'être développée sous l'influence de diverses affections morales tristes.

Cette maladie est caractérisée par une éruption de petites papules ou élevures pleines, solides, isolées, non inflammatoires, bien appréciables à la vue et au toucher, accompagnée d'un prurit assez vif pour causer l'agitation et l'insomnie. Ces papules ont envahi progressivement les bras, les épaules, le pourtour du tronc et les membres inférieurs. Elles ont été attaquées par une foule de moyens puisés successivement dans la classe des antiphlogistiques, des calmants, des dépuratifs, et enfin par les eaux d'Aix en Savoie, mais sans succès.

S'étant montrée très intense dans le cours de l'hiver dernier, cette affection a fait le tourment et presque le désespoir de cette dame, lorsqu'enfin elle a paru s'amender un peu à la suite de quelques bains sulfureux et alcalins.

Le médecin avait conseillé à la malade les eaux sulfureuses d'Allevard, elle s'y rendit au commencement de 1880.

En raison de la susceptibilité nerveuse de la malade, nous avons commencé par le traitement sédatif. De cette manière, elle est parvenue graduellement à supporter la boisson d'eau pure, des douches et des bains chauds, puis de bains de vapeur à 40 degrés R., traitement que les occupations de Mme N... ne lui ont pas permis de prolonger au-delà de 21 jours.

A cette époque, toutefois, on observait déjà une amélioration qui pouvait faire pressentir les bons résultats qui nous ont été annoncés par son médecin, en ces termes : « Je suis bien satisfait de pouvoir vous apprendre que Mme N... n'a pas tardé, après son retour d'Allevard, à être guérie de la cruelle affection qui la tourmentait. Tout porte à croire qu'elle en sera débarrassée pour toujours, puisqu'il n'y a pas eu le moindre ressentiment jusqu'à ce jour. » (Dubouloz, médecin des hospices de Montmeillan, 1er mars 1874).

Cette dame est venue au mois de juillet suivant prendre encore les eaux pendant quinze jours pour consolider sa guérison, mais elle ne portait aucune trace de son ancienne maladie.

Un semblable résultat est d'autant plus remarquable, que nous avons nous-même observé, dans d'autres circonstances, combien cette affection est ordinairement rebelle à tout traitement, ou du moins combien ce dernier doit être soigné et prolongé. Remarquons encore que, dans le cas présent, nous devions nous attendre à trouver la maladie d'autant plus opiniâtre qu'elle pouvait être présumée avoir un caractère héréditaire, qu'elle datait de deux ans, et n'avait éprouvé aucune modification du traitement par les eaux d'Aix en Savoie.

On peut voir au tableau les divers résultats que nous avons obtenus dans le prurigo partiel ou général.

Du Psoriasis

Peu de maladies cutanées sont aussi rebelles aux médications thermales que le psoriasis ; cependant je possède un certain nombre de guérisons de cette affection, à la suite de traitements suivis à Allevard pendant deux ou trois années, traitement thermal particulier et spécial que j'ai adopté de préférence à tout autre.

Il est certain, dans cette maladie, que les plaques qu'on observe sur les diverses parties de la surface cutanée, présentent une grande sécheresse que les bains d'une durée moyenne ne parviennent pas à ramollir; aussi j'ai dû adopter la médication thermale suivante, dont j'ai retiré d'excellents effets.

Le malade est soumis à l'usage de la boisson sulfureuse, puis à celui de bains de vapeurs portés à la température de 40 à 45 degrés. Lorsque la transpiration est bien établie, le malade est mis dans un bain sulfureux à 42 degrés, dont on diminue peu à peu la température jusqu'à 36 degrés et dont la durée est d'abord d'une heure, puis d'une heure et demie et enfin de deux heures. En sortant du bain, le malade est porté dans son lit où il reste au repos pendant une heure ou deux. Après six ou huit jours de ce traitement, la peau a perdu sa sécheresse, les plaques deviennent rouges. Je supprime alors l'usage des bains de vapeurs; mais le malade continue à prendre chaque jour un grand bain de deux heures. Comme il est indispensable de suivre ce traitement pendant plus d'un mois, il est indispensable de le suspendre pendant deux ou quatre jours après le quinzième.

Ce mode de traitement améliore d'une manière certaine les surfaces malades. Cette amélioration commence à modifier et à guérir les plaques les plus récentes, dès la première année. Les malades continuent à mieux aller pendant l'automne et l'hiver, mais au printemps suivant ils voient survenir de petites plaques que la seconde cure, semblable à celle de la précédente, fait rapidement disparaître. Il est rare que cette seconde saison, qui doit être aussi longue que la première, ne détermine, sinon une guérison complète, du moins atténue tellement l'affection que les malades se croient en voie de bonne guérison, mais une troisième saison m'a toujours paru nécessaire ; en voici une observation :

PREMIÈRE OBSERVATION

M. H..., de Lyon, âgé de 37 ans, d'un tempérament nerveux, sanguin, né de parents qui n'ont jamais eu d'affections de la peau, a toujours joui d'une bonne santé. Il n'a jamais été atteint de symptômes syphilitiques. Il y a 7 ans, ce malade a vu survenir sur le bras gauche et sur la jambe du même côté, de petites plaques rouges dont la coloration s'effaça peu à peu et devinrent blanchâtres. Elles s'accompagnèrent d'une légère démangeaison. Peu à peu il s'en manifesta plusieurs autres sur le corps et les premières s'étendirent en surface. Il fut soumis à des dépuratifs, à l'usage des bains alcalins qui calmaient le prurit, mais n'exerçaient aucune action sur les plaques. Comme il conservait son appétit, que ses forces restaient bonnes, il n'eut pas la pensée de faire usage d'eaux minérales. Mais comme il se développa quelques plaques sur la nuque, pendant un voyage qu'il fit à Lausanne, il en profita pour aller consulter le docteur de La Harpe, qui lui conseilla d'aller suivre, à Allevard, la médication sulfureuse.

A son arrivée à Allevard, je constatais l'état du malade. Il avait sur la peau et principalement sur le dos, trois plaques de psoriasis déterminant de vives démangeaisons. Ces plaques sont sèches, rugueuses, blanchâtres, entourées d'une auréole rouge. La santé du malade me permettait de lui faire suivre un traitement énergique, je le soumis à l'usage d'un bain de vapeurs de 40 degrés, de 25 minutes de durée, après lequel on le portait dans un bain chaud dont on refroidissait peu à peu la température, et dont la durée, dès le cinquième jour fut de deux heures. Pour stimuler la surface des plaques on la recouvrait tous les soirs d'une couche épaisse de boue minérale, afin de les stimuler. Cette médication fut prolongée pendant 37 jours, après lesquels il s'était produit une notable amélioration. Les démangeaisons avaient cessé. On voyait sur différents points des plaques que la peau présentait, des îlots offrant l'aspect d'un épiderme normal, les plaques les plus petites avaient notablement diminué d'étendue. Le malade avait un peu maigri, mais son appétit était excellent. A son départ, je l'engageais à prendre, pendant l'hiver, deux bains alcalino-sulfureux par semaine et de revenir dans le mois de juin de l'année suivante.

A son arrivée, je constatais que l'amélioration obtenue était maintenue et je l'engageais à reprendre et à suivre, au moins un mois, la médication de l'année précédente.

Après vingt jours de cette seconde cure, je constatais que l'épiderme avait repris sa coloration normale, que la peau des anciennes plaques était souple, n'offrait plus d'aspect blanchâtre et que la maladie ne s'obstinait plus que sur le dos à une des anciennes plaques. Je lui conseillais de continuer l'usage des bains sulfureux pendant l'hiver.

Ce malade revint encore faire une troisième cure qui acheva de produire la guérison complète, qui depuis s'est maintenue.

Pithyriasis capitis

Cette affection, souvent aussi difficile à guérir que le psoriasis, peut très bien guérir en suivant le traitement thermal que j'ai institué, dans ce but, à Allevard. Il consiste en l'usage des grands bains pendant la durée desquels les malades reçoivent sur la tête, au moyen d'un appareil spécial, une pluie très fine d'eau minérale. Ce traitement est facile chez les hommes qui ne craignent pas d'avoir les cheveux très courts. Bien que chez les dames, cette médication présente des difficultés, en raison de leur longue et épaisse chevelure, je suis souvent arrivé à obtenir qu'elles la fassent couper. Je dois dire que j'ai presque toujours vu se faire la guérison de cette affection. Il me serait facile de citer de nombreuses observations ; mais je crois utile de citer la suivante :

Mme de . . ., nous est adressée à Allevard par M. Besnier. Cette jeune dame bien réglée est âgée de 25 ans. Elle a eu deux enfants dont l'aîné a déjà de nombreuses pellicules sur la tête. Depuis l'âge de 13 ans, cette dame a eu de vives démangeaisons au cuir chevelu, puis peu à peu la peau du crâne est devenue rouge, s'écaillant, et, après sa dernière couche, il y a dix-huit mois, la maladie a envahi les oreilles et la moitié du front. Son médecin de Versailles lui fit suivre un long traitement par des dépuratifs, par l'usage de pommades, au soufre, au carbonate de potasse, sans obtenir la moindre amélioration.

A son arrivée, le 18 juin 1885, je constatais l'état suivant : La surface du cuir chevelu est recouverte de larges pellicules, produites par l'usage, trop souvent renouvelé, d'un peigne fin pour les enlever. Les oreilles sont envahies par l'affection, ainsi que le front, siège de vives démangeaisons. La malade a perdu un tiers de sa chevelure. Je l'engage à se faire couper très courts ses cheveux, lui expliquant le traitement qu'elle aura à suivre et la difficulté qu'elle aurait à la sécher après ses bains. Elle y consentit, et je lui fis suivre la médication suivante :

Eau minérale en boisson, prendre tous les jours un grand bain d'une heure, pendant lequel elle recevrait sur la tête une pluie d'eau sulfureuse à 35 degrés. Après six jours de cette médication, les démangeaisons avaient cédé. Je l'engageais à prendre un autre bain le soir avec la douche en pluie. Le dix-septième jour, il fallut suspendre pendant 5 jours à cause des règles, après lesquelles le traitement fut encore suivi pendant quinze jours.

A son départ, je constate une amélioration très marquée. Revenue, l'année suivante, elle suivit encore le même traitement, et, depuis, la guérison s'est maintenue complète.

De la parfaite conservation de l'eau sulfureuse d'Allevard transportée

Tous les praticiens savent combien les eaux sulfureuses chaudes perdent de leurs principes lorsqu'elles sont transportées, tandis que la température 16° de l'eau d'Allevard permet de la transporter au loin et de la conserver sans qu'elle subisse la moindre altération, ainsi que le prouve le rapport suivant du savant et consciencieux professeur de chimie Dupasquier, qui l'indique d'une manière formelle, et l'expérience de quarante années est venue confirmer ses paroles.

Composition de l'eau sulfureuse d'Allevard et son analyse

Produits gazeux	cent. cubes.
Gaz acide sulfhydrique libre.............	24,75
— carbonique libre..............	97,00
Azote.............................	41,00
	162,75

Produits solides	gr.
Carbonate de chaux...................	0,305
– de magnésie	0,010
Chlorure de sodium..................	0,503
— de magnésium...............	0,061
Sulfate de chaux....................	0,298
— de magnésie	0,523
— de soude.....................	0,535
Acide silicique......................	0,005
Iode.............................	0,006
Total...	2,246

Température... 16°

Extrait d'un rapport de M. le docteur DUPASQUIER
à la Société de Médecine de Lyon.

« L'eau sulfureuse d'Allevard, administrée sur les lieux en bains, en douches, etc., constitue un agent thérapeutique parfaitement à la portée des malades de Lyon et d'une énergie très supérieure à celle de la plupart des eaux minérales de la même classe. En attendant que je vous donne lecture d'un Mémoire sur un moyen d'analyser les eaux sulfureuses, je viens vous entretenir quelques instants de la conservation de l'eau d'Allevard, de la facilité de son transport, et des avantages que présenterait son emploi, particulièrement à l'intérieur, hors de son lieu d'émergence, dans notre ville, par exemple, et dans toutes celles de la France.

« Pour vous donner ces détails, j'aurais pu attendre la terminaison du grand travail que je dois vous lire ; mais, persuadé que, répandre l'usage de son eau sulfureuse transportée, c'est enrichir la science, la pratique médicale, d'un remède qui lui manque et dont l'utile application ne saurait être douteuse, je n'ai pas cru devoir retarder plus longtemps la communication que je vous fais aujourd'hui.

« L'action des eaux sulfureuses prises à l'intérieur et administrées en bains et en lotions est bien connue. On est d'accord sur leur nature excitante et sur leur action sudorifique ; on sait qu'elles conviennent surtout dans les maladies des voies respiratoires, de la poitrine, de la peau, dans les innombrables variétés du rhumatisme non aigu, dans les dégénérescences scrofuleuses ; on sait qu'elles sont aussi très utiles dans les affections chroniques de l'estomac et celles qui dépendent du principe syphilitique.

« Toutes ces propriétés, depuis longtemps constatées par l'expérience, déterminent très souvent le praticien à prescrire les eaux sulfureuses, même aux malades qui ne peuvent se rendre près des sources pour en faire usage au lieu même de leur origine.

« L'eau sulfureuse d'Allevard n'est pas naturellement thermale ; sa température au point d'émergence est d'un peu plus de 16 degrés, quelque soit d'ailleurs la température extérieure.

« Cette circonstance est très favorable à sa conservation et à son transport. En effet, les eaux thermales transportées, enfermées dans les bouteilles, ne tardent pas à diminuer de volume par l'effet de leur refroidissement ; il en résulte un vide que la pression atmosphérique extérieure remplit bientôt d'une certaine quantité d'air, lequel y pénètre à travers les pores du bouchon. Or, l'air est un agent très énergique de la destruction des eaux sulfureuses.

« L'eau d'Allevard ne présente pas cet inconvénient. J'ai constaté par de nombreuses expériences faites au moyen de mon procédé d'analyse, le sulfhydromètre, qu'étant bien enfermée dans des bouteilles bouchées avec soin, elle peut voyager sans éprouver d'altération et se conserver très longtemps.

« L'eau d'Allevard transportée, même conservée pendant une année et plus, est claire, limpide, et a la même saveur et la même odeur qu'à la source. Ces qualités, l'odeur et la saveur, toutes deux franchement hépatiques, sont extrêmement prononcées.

« Malgré sa richesse en acide sulfhydrique, l'eau d'Allevard, tenant peu de sels en dissolution, n'est pas désagréable à boire ; on s'y habitue dès les premiers jours de son emploi ; elle est d'ailleurs facilement supportée par les organes digestifs. On peut la chauffer presque jus'qu'au degré d'ébullition sans qu'elle s'altère, sans qu'elle perde en rien de ses propriétés : mais pour cela il faut la priver du contact de l'air, ou du moins il est indispensable que ce contact n'ait lieu que par une très petite surface. L'eau d'Allevard peut être chauffée jusqu'à 99 degrés sans subir aucun changement dans sa composition, sans rien perdre de son principe sulfureux.

« L'usage de l'eau d'Allevard, soit à l'intérieur, même à petite dose, soit en bains et en lotions, détermine en peu de temps une douce excitation, l'appétit se réveille, le ventre se relâche, la moiteur s'établit à la peau, les urines coulent abondamment, et le malade éprouve un sentiment remarquable de bien-être et d'énergie.

« Si l'on craint que l'eau d'Allevard ne soit trop active, ce qui peut arriver pour des femmes d'un tempérament faible, pour des enfants, pour des malades affaiblis par de longues souffrances, on peut la mélanger avec du lait, du petit lait, etc. ; on peut aussi l'édulcorer avec des sirops de gomme, de guimauve, etc., sans que sa nature soit altérée par ces mélanges.

« L'eau d'Allevard, transportée à Lyon ou ailleurs, peut être employée, non-seulement à l'intérieur, mais très utilement encore en lotions, en injonctions, en lavements et sous forme de collyre. En la faisant bouillir dans un vase convenable, on peut diriger sa vapeur, très fortement chargée d'acide sulfhydrique, sur les articulations malades, sur des parties couvertes de dartres, ce qui est surtout utile quand elles ont leur siège sur le visage. C'est encore une pratique avantageuse que d'en faire dégager plusieurs fois par jour dans la chambre des malades atteints de catarrhe pulmonaire chronique et même de phthisie tuber-culeuse. On peut aussi en faire des cataplasmes d'un emploi très convenable dans beaucoup de cas, en la faisant chauffer et en y délayant ensuite de la farine de lin, de la poudre de racines de guimauve ; il est même possible de l'administrer en bains. En effet, si, dans un hectolitre d'eau tiède ou à peu près, on verse dix ou douze litres de cette eau, on aura un bain sulfureux de la même force que les bains d'Aix.

« Employée en boisson et en bains, l'eau d'Allevard serait très utile dans les maladies scrofuleuses, les engorgements, dans les dartres et les autres affections non aiguës de la peau. Pour ces dernières maladies, elle produit d'excellents effets, prise à l'intérieur et employée en lotions, soit froide, soit tiède. On l'administre encore avec avantage dans les leucorrhées, les engorgements utérins, ceux des glandes du sein, et beaucoup de maladies internes provenant d'une rétrocession dartreuse, etc.

« En général, cette eau convient dans tous les cas où il faut relever le ton des organes affaiblis.

« Il résulte de ce que je viens de dire :

« 1° Que l'eau sulfureuse d'Allevard peut être transportée, conservée long-temps, et même chauffée jusqu'à 99 degrés, sans s'altérer et sans rien perdre de ses propriétés ;

« 2° Qu'elle est extrêmement riche en acide sulfhydrique libre et peut être ordonnée avec avantage dans tous les cas où conviennent les eaux sulfureuses ;

« 3° Qu'elle est préférable à la plupart des eaux sulfureuses conservées et trans-portées, particulièrement en ce qu'elle est froide à la source.

« Je crois, en conséquence, faire une chose très utile à beaucoup de malades en engageant mes confrères à prescrire l'usage de l'eau d'Allevard toutes les fois qu'ils croiront devoir donner de l'eau sulfureuse ».

Il résulte d'expériences faites avec les soins les plus minutieux, que j'ai pu constater que des eaux transportées et conservées depuis plusieurs années, n'avaient perdu aucun de leurs principes minéralisateurs; ainsi, de l'eau sulfureuse d'Allevard, expédiée à Nice en 1864, qui avait supporté les chaleurs de plusieurs étés, si brûlants sous cette latitude, analysée le 12 novembre dernier, a marqué 22 centimètres cubes par litre. Elle a conservé sa transparence et son goût franchement épathique.

Par litre elle renferme :

	cent.	cub.
Gaz acide sulfhydrique......	24.	75
Gaz azote................	41.	00
Gaz acide carbonique.......	97.	00

C'est à la présence de la grande proportion de gaz contenus dans cette eau sulfureuse, qu'elle doit d'être unique au monde et qu'elle se conserve si bien en bouteille.

La nouvelle Cie qui a fait l'acquisition de l'établissement thermal d'Allevard, a fait établir, à la source même, tous les appareils perfectionnés à présent employés dans l'embouteillage des eaux. Les soins les plus minutieux sont apportés pour la conservation des gaz de cette eau sulfureuse.

Il est certain que l'exportation de cette eau, si remarquable par l'abondance de ses gaz, a pris une très grande extension et remplace très avantageusement la plupart des autres eaux sulfureuses.

Ce n'est pas seulement pour l'unique usage de la boisson que cette eau sulfureuse peut être utile aux malades. L'expérience m'a démontré que, dans les affections chroniques des voies respiratoires, les malades pouvaient employer avec succès, sous la forme d'inhalation, l'eau transportée en bouteilles. Pour cela, il suffit d'un pulvérisateur ordinaire.

Ce moyen simple et facile m'a permis de soulager à Nice plusieurs malades affectés de toux sèche, spasmodique et très pénible.

J'en ai retiré les meilleurs effets contre cette petite toux, à forme insidieuse, signe presque toujours certain de la menace de la phtisie, chez des sujets jeunes, dans les familles desquels cette maladie existe.

Si par un traitement préventif, on ne prévient pas le mal, l'individu est fatalement condamné à devenir phtisique.

C'est dans ce cas-là, où l'on voit cette petite toux sans douleur, sans expectoration, sans importance aucune en apparence, revenant à des intervalles plus ou moins éloignés.

Le peu de gravité de ce symptôme entretient le malade dans une sécurité funeste; et, quand le malade y fait attention, les poumons sont déjà gravement compromis, et son état est inquiétant.

L'observation a démontré que l'effet physiologique de l'inhalation du gaz sulfhydrique faite très modérément, était une action sédative marquée, surtout lorsqu'elle était peu prolongée.

Trousseau les prescrivait souvent à la fin de la coqueluche, et il obtenait ainsi plus facilement la cessation de cette toux spasmodique.

L'usage des inhalations faites par les malades pendant l'hiver et le printemps, leur permet d'attendre la saison thermale et préviennent le développement de la maladie.

L'eau minérale transportée est utile dans les maladies du pharynx, les angines granulées ; celles qui sont liées aux diathèses scrofuleuses, herpétiques, sont ordinairement rapidement modifiées par l'usage de la boisson de cette eau et par celui des gargarismes.

Dans les ophthalmies scrofuleuses, les lotions, les injections de l'eau sulfureuse, soulagent les malades et contribuent à la guérison de la maladie des yeux, surtout s'ils les couvrent de compresses trempées dans cette eau.

Il est encore une affection pour laquelle l'eau d'Allevard produit de très bons effets, et sur laquelle je crois devoir appeler la sérieuse attention des médecins : je veux parler de certaines affections du col de la matrice, dans les cas de catarrhe de cet organe avec écoulement abondant, produisant souvent des excoriations à la vulve et même à la peau des cuisses, dans le cas où il existe un ramollissement de muqueuse ou des granulations.

Les bains locaux sont pris au moyen de l'introduction du speculum ; répétés matin et soir, ils modifient facilement ces états morbides.

Tels sont les divers et heureux emplois de l'eau sulfureuse d'Allevard, que ma longue expérience m'a permis de constater.

RECHERCHES EXPÉRIMENTALES

Sur la composition de l'air des chambres des Phtisiques et des Salles d'Inhalation où ont respiré les Tuberculeux d'Allevard

AU DOUBLE POINT DE VUE DE LA TRANSMISSION DE LA TUBERCULOSE
ET DE SA CURABILITÉ

Telle est la question si importante que nous avons cherché à résoudre, et sur laquelle planaient des doutes.

1° Pour nous assurer si l'air des chambres habitées par des tuberculeux contenait des bacilles, nous avons condensé les vapeurs d'eau contenues dans l'air expiré par les malades. Le liquide a été inoculé à des lapins, à des cobaies. Mille litres d'air de ces chambres ont été lavés dans des tubes de Liebig et le produit obtenu en a été également inoculé.

2° Nous avons fait inhaler directement à des animaux sains l'air expiré par des tuberculeux ayant de graves lésions pulmonaires.

3° Dans le but de savoir si l'air des chambres d'hôtels habitées pendant la saison thermale par des phtisiques renfermait des bacilles, des expériences ont été faites : 1° sur l'air des chambres parquetées, dont le sol était lavé au départ des malades ; 2° sur l'air contenu dans les chambres dont le sol est recouvert de tapis.

4° Pour nous assurer si l'atmosphère des salles d'inhalation gazeuse d'Allevard renfermait des microbes, nous avons fait de nombreuses recherches microscopiques sur l'air de ces salles, soit au moyen du lavage d'un certain nombre de litres de cet air, soit sur le liquide obtenu par la condensation des vapeurs provenant de la respiration des phtisiques ayant séjourné dans ces salles, soit au moyen des plaques de verre recouvertes de glycérine exposées pendant plusieurs heures au contact de cet air et des particules impalpables des poussières mobiles en suspension dans l'atmosphère de ces salles.

Les mêmes expériences ont été faites sur la condensation des vapeurs contenues dans les salles d'inhalation et de vapeurs analogues à celles de l'établissement du Mont-Dore.

5° Enfin nous avons cherché à reconnaître si l'air ce ces salles fréquentées par de nombreux phtisiques pouvait contenir des miasmes nuisibles à la santé.

Telle est la série d'expériences analytiques et microscopiques que nous avons faites et dont nous croyons devoir donner les résultats.

PREMIÈRE EXPÉRIENCE

Quatre cobaies ont séjourné pendant trois mois dans une petite chambre habitée par une jeune femme atteinte de tuberculose au troisième degré, affection à laquelle elle a succombé. L'air se renouvelait difficilement par une très petite fenêtre d'un mètre carré comme on le voit dans les habitations des montagnes des Alpes. Cette pièce était rarement balayée. La malade crachait dans des linges renouvelés tous les trois jours. Après la mort de la malade, les quatre cobaies restèrent en observation dans une cage et, après huit mois, ils étaient en parfaite santé. La femelle avait quatre petits.

L'analyse microscopique faite à diverses reprises de l'air de cette chambre nous a toujours donné la preuve qu'il ne renfermait pas de bacilles.

Désirant m'assurer si, en provoquant une irritation du larynx et des bronches au moyen de vapeurs nitreuses ammoniacales, les animaux seraient mieux disposés à devenir tuberculeux, quatre cobaies furent renfermés dans une cage placée dans la chambre d'un tuberculeux au troisicme degré ; à diverses reprises deux de ces cobaies furent exposés à des vapeurs irritantes dans le but de déterminer une irritation des muqueuses pulmonaires. Ce malade rejetait ses crachats sar le sol de la chambre qui était très mal nettoyé.

Ce malade ayant succombé après six semaines, les cobaies restèrent en observation. L'un des deux chez lesquels l'irritation de la muqueuse avait été provoquée, succomba à la tuberculose le cinquième mois, l'autre resta indemne et les deux autres continuèrent à être bien portants. Dans cette dernière expérience, nous croyons devoir reconnaître comme causes de la transmission de la tuberculose à ce cobaie la présence de débris de crachats desséchés que le malade avait projetés sur le plancher de sa chambre, sur lesquels avait piétiné le cobaie pendant une nuit qu'il s'était échappé.

Nous avons répété plusieurs fois les expériences de M. Grancher, en faisant expirer des phtisiques soit dans des ballons, soit directement à des cobaies et à des lapins et pas un d'eux n'est devenu tuberculeux. Nous avons condensé les vapeurs provenant de la respiration de plusieurs phtisiques et toutes les cultures faites avec ce liquide condensé sont restées stériles. Les inoculations pratiquées avec ce liquide ont toujours été sans résultats.

Tyndall a démontré que l'air expiré est, suivant son expression, *optiquement pur*, c'est-à-dire que traversé par un faisceau lumineux il ne manifeste pas de traînée lumineuse dans une chambre noire. Cet air est donc privé de toute particule en suspension capable de diffuser la lumière.

Dans la séance du 5 de ce mois, MM. Strauss et Dubreuil ont fait à l'Académie des Sciences une très intéressante communication dans laquelle ils annoncent qu'ils se sont proposés de vérifier par les méthodes bactériologiques, le fait physique signalé par le savant Anglais. A cet effet, disent-ils : « Nous nous sommes servis de flacons à deux tubulures remplis de bouillon alcaliné et stérilisé. L'un des tubes par lequel arrivait l'air expiré, était effilé à son extrémité inférieure, qui plongeait au fond du liquide, l'air expiré barbotait ainsi de bulles très fines, à travers une couche épaisse de bouillon, et devait se dépouiller à peu près complètement des particules solides qu'il pouvait contenir. Dans un certain nombre d'expériences, le bouillon, maintenu à une température de 25°, fut additionné de gélatine afin d'augmenter la viscosité du liquide et de prolonger ainsi le contact des bulles avec le liquide. Les séances d'expiration étaient d'environ une demi-heure pour chaque flacon ; le liquide de chaque flacon était donc traversé par 250 à 300 litres d'air expiré. Les flacons étaient ensuite mis pendant plusieurs jours à l'étuve à 35°.

Le plus grand nombre de ces flacons demeurèrent stériles ; quelques-uns seulement se troublèrent par une végétation de micro-organismes ou laissèrent se développer des moisissures. Mais ces cas étaient exceptionnels et en partie sans doute attribuables à des fautes de manipulations (projection d'un peu de salive, expiration trop brusque, etc.).

Ces expériences sont donc entièrement confirmatives de celles de Tyndall. Elles tendent à démontrer que l'air expiré, de même qu'il est « *optiquement pur* » est presque complètement privé de microbes. Le poumon joue donc réellement, pour les micro-organismes, le rôle de filtre que Lister lui a attribué. Le mécanisme de cette filtration se conçoit aisément si l'on réfléchit aux conditions dans lesquelles l'air circule dans le poumon, dans des canaux d'une étroitesse extrême et tapissés par un épithélium humide.

Bien des observateurs se sont livrés à ces recherches et toujours sans résultats.

MM. Charin et Karthe ont fait des expériences semblables avec les mêmes résultats négatifs.

MM. Cadéac et Malet ont publié dans la *Revue de Médecine* du mois de juillet dernier leurs recherches sur l'air expiré par les phtisiques et sur l'air des chambres habitées par ces malades. De leurs nombreuses expériences, ils ont conclu que l'air expiré par les tuberculeux ne contient pas de bacilles, mais, ainsi que nous l'avons démontré dans nos recherches, l'air des chambres ne contiendra des bacilles que quand elles ne seront pas tenues proprement, que les crachats des malades seront projetés sur le sol et que les poussières en contiendront des débris qui seront mobilisés dans l'air. C'est seulement dans ces cas que la transmission, la contagion de la maladie pourra être déterminée chez les personnes cohabitant d'une manière permanente avec les malades.

DEUXIÈME EXPÉRIENCE

Désirant connaître si l'air d'une chambre habitée par un phtisique, mal aérée, mal nettoyée, comme cela arrive trop souvent chez les pauvres gens, renfermait des bacilles, nous avons fait plusieurs analyses de cet air. Toutefois, il est nécessaire de dire que ce jeune malade était arrivé à la période ultime, que les crachats étaient très abondants, qu'il avait des sueurs profuses et une forte diarrhée et que ses urines contenaient des bacilles. L'air de cette petite chambre était infect. Les draps étaient souillés par les crachats. Le sol de la pièce en était recouvert. Son père et sa mère, obligés de garder les troupeaux dans les hauts pâturages, avaient été forcés de laisser le malade à la garde de leur jeune fille de seize ans qui devint, six mois plus tard, tuberculeuse.

Trois fois je fis l'analyse de l'air de cette pièce et chaque fois je constatai la présence des bacilles dans les poussières de la chambre.

TROISIÈME EXPÉRIENCE

Voulant savoir si les précautions hygiéniques suivies très exactement en faisant rejeter les crachats dans un vase fermé et nettoyé plusieurs fois par jour en ne laissant pas séjourner ni les urines et ni les matières fécales dans la chambre n'empêcheraient pas les bacilles de se mélanger à l'air, nous avons lavé à diverses reprises 300 litres d'air, condensé les vapeurs et toutes nos analyses, nos recherches microscopiques ne nous ont fait découvrir aucun bacille.

Nous avons également recherché si l'air des chambres des hôtels d'Allevard, habitées depuis les cinq dernières années par des phtisiques, pendant la durée des saisons thermales, contenait des bacilles. Nous avons fait de nombreuses recherches miscroscopiques, soit après le lavage de plusieurs centaines de litres, soit en exposant des plaques de verre couvertes d'une couche de glycérine. Les résultats obtenus ont démontré que l'air des chambres dont les parquets en bois avaient été lavés au moment du départ des malades ne renfermait pas de bacilles ; mais il n'en a pas été de même pour les chambres ayant des tapis de laine. Ainsi, chez cinq chambres, dont l'air a été analysé avec soin, deux fois j'ai pu constater la présence de bacilles dans les poussières recueillies sur ces tapis. En recherchant quelle pouvait être la cause déterminant la présence de ces microbes, j'ai constaté sur les tapis des fragments de crachats desséchés et collés sur les poils de laine. Ayant étudié la composition de ces débris en les dissolvant dans l'eau distillée, j'ai pu constater quelques bacilles.

Ces faits bien observés fournissent la preuve que toutes les fois que les tuberculeux seront entourés des soins hygiéniques, qu'on ne laissera pas séjourner les crachats, les urines, les déjections, que les linges seront souvent renouvelés, l'air ne contiendra pas de bacilles ; mais que si les parquets sont souillés par les crachats on pourra trouver des microbes dans ces chambres mal tenues.

Analyse de l'air des salles d'inhalation de l'Etablissement thermal d'Allevard

Comprenant toute l'importance qu'il y a de rechercher si l'air de ces salles d'inhalation gazeuse où séjournent constamment un certain nombre de phtisiques, pendant toute la journée et pendant toute la durée de la saison thermale, renferme des bacilles, je me suis livré à un grand nombre d'analyses, non seulement de cet air, mais des poussières provenant du balayage de ces salles, dont l'air est renouvelé toutes les heures et dont le nettoyage se fait en même temps.

Comme il existe à Allevard deux catégories de salles, les unes de première classe, fréquentées par la riche clientèle, habituée à tous les soins hygiéniques de propreté, qui ne crache jamais sur le sol, les autres dites de deuxième classe dont l'entrée est moins chère que celle des premières classes et où se rendent un plus grand nombre de malades, nous avons recherché, avec le plus grand soin, si l'atmosphère des salles des deux catégories contenait des bacilles.

Analyse de l'air des salles de première classe

Dans chaque expérience, 500 litres d'air ont été lavés dans des tubes de Liebig contenant soit de la glycérine, soit de l'eau distillée. D'autres fois les vapeurs de l'air ont été condensées par la glace. Toutes ces expériences ont été faites après un séjour d'une heure de vingt malades dans ces salles et un instant avant le renouvellement de l'air et du nettoyage. Nous avons également recueilli tout ce qui pouvait exister dans cette atmosphère au moyen de glycérine étendue sur des plaques de verre.

Dans toutes ces expériences, le microscope n'a jamais relevé la présence de bacilles. Toutes les inoculations faites à des animaux sont restées stériles.

L'analyse des poussières provenant du balayage de ces salles n'ont également donné aucuns résultats. Les recherches multipliées pendant deux mois n'ont jamais indiqué la présence de microbes dans les particules de ces poussières mobiles flottant dans l'air des salles. Les inoculations faites avec ces poussières ont été sans résultats.

Analyse de l'air des salles de deuxième classe

J'ai procédé de la même manière que celle que j'avais employée pour l'analyse de l'air des salles de première classe, 500 litres d'air ont été lavés. Les vapeurs d'eau provenant de la respiration des malades ont été condensées au moyen de la glace et des plaques de verre enduites de glycérine sont restées exposées dans ces salles pendant trois heures en ayant soin de les enlever pendant l'aérage et le nettoyage des salles. Les analyses de l'air ont toujours été faites après une heure de séjour des malades et terminées au moment du balayage des salles.

Il est donc évident que les plus grandes précautions ont été prises afin d'éviter que l'air ne contint des débris de crachats qu'auraient pu projeter sur le sol quelques malades.

Toutes nos recherches microscopiques m'ont toujours démontré que l'air de ces salles ne renfermait aucuns bacilles. Inoculées à des animaux, ni l'eau de condensation, ni la glycérine n'ont pu rendre ces animaux tuberculeux.

Analyse des poussières provenant du nettoyage de ces salles

Ayant remarqué à diverses reprises que quelques crachats avaient été projetés sur le sol, il me parut indispensable de rechercher si les poussières de ces salles renfermaient des microbes. J'ai recueilli quelques-uns de ces crachats encore frais, j'ai reconnu qn'ils contenaient des bacilles et comme ils étaient enlevés par la fille de service au moyen du nettoyage de la salle renouvelé toutes les heures, ils n'avaient pas le temps de se dessécher, et leurs débris ne pouvant pas se mélanger dans les poussières mobiles et suspendues dans l'air des salles, on ne pouvait pas trouver de microbes. D'ailleurs, tous ces faits consignés dans notre mémoire à l'Académie de médecine et insérés dans le *Bulletin* de cette société savante sont encore vérifiés par nos dernières expériences qui prouvent que le gaz sulfhydrique exerce une action tellement nocive sur les bacilles que, quand bien même ces crachats contiendraient des bacilles, ils ne pourraient produire la tuberculose.

Analyse de l'air des salles d'inhalation de vapeurs

On sait qu'il existe à l'établissement thermal d'Allevard, conjointement aux salles d'inhalation purement gazeuses, des salles contenant les vapeurs de l'eau minérale associées aux gaz de la source.

Nous avons voulu rendre complètes nos recherches, analyser l'air de ces salles, et chercher s'il pouvait contenir des bacilles.

Dans ce but, nous avons renouvelé, répété toutes les expériences précédentes. Nous avons condensé ces vapeurs au moyen de la glace, et en recueillant les gouttelettes d'eau de condensation déposées sur les parois de la salle.

La plus grande partie de ces gouttelettes prises à la partie la plus élevée des salles s'était déposée depuis un mois alors que plus de 300 phtisiques étaient venus inhaler dans ces salles. Les résultats obtenus ont tous été négatifs et dans aucune de mes recherches microscopiques je n'ai pu constater la présence de bacilles. Les cultures faites avec le liquide condensé ont toutes été stériles et les animaux inoculés sont restés bien portants.

CONCLUSIONS

Il résulte évidemment de toutes ces analyses de l'air des salles d'inhalation d'Allevard, qui ont été répétées souvent, que l'atmosphère ne contient aucun des bacilles de la tuberculose pouvant transmettre la maladie aux malades affectés de pharyngites, de laryngites chroniques ou de bronchites qui fréquentent ces salles et y séjournent pendant vingt-cinq jours, durée moyenne de leur traitement.

D'ailleurs, s'il existait quelques microbes, leur présence ne présenterait aucun inconvénient puisque le gaz sulfhydrique avec lequel ils seraient en contact les détruirait et leur enlèverait toute influence nuisible.

Depuis que mes recherches ont été publiées dans un mémoire adressé à l'Académie de Médecine en 1884, inséré dans le *Bulletin* de cette Société savante, et dans lequel j'ai démontré la puissance nocive de l'hydrogène sulfuré, nos expériences ont été répétées et vérifiées, soit en France, en Allemagne et en Amérique.

J'indiquai dans ce travail toutes mes expériences démontrant que, lorsque les crachats bacillaires étaient soumis au contact de l'acide sulfhydrique, leur inoculation ne réussissait jamais et que leur culture restait stérile.

Les expériences du docteur Pilatte faites au laboratoire de la faculté de Montpellier avec le concours de deux professeurs, MM. Cavalier et Mairet, consignées dans une thèse inaugurale; les travaux de Ballinger, de Franschauer, en Allemagne; de Simpson, à Londres, sur l'action du gaz sulfhydrique sur les bacilles de la tuberculose ont démontré qu'il était impossible d'inoculer la maladie aux animaux lorsque les produits bacillaires avaient subi l'action de ce gaz. Tous ces faits démontrent de la manière la plus certaine que le séjour dans les salles d'inhalation ne présentent aucun danger pour les personnes qui inhalent dans les salles d'inhalation de l'établissement thermal d'Allevard. Le Dʳ Nicolas, médecin des eaux du Mont-Dore, a démontré aussi que l'atmosphère des salles d'inhalation de vapeurs de cet établissement ne contenant aucune trace de microbes, les malades affectés de pharyngites, de laryngites et de bronchites chroniques, qui font usage de cette médication ne peuvent pas avoir la crainte de devenir phtisiques.

Existe-t-il dans l'air des salles d'inhalation d'Allevard des miasmes produits par la respiration et les sécrétions des malades

Comme on avait prétendu que, pendant le séjour des malades dans ces salles, il se produisait des miasmes nuisibles à la santé, nous avons démontré dans un numéro du mois de juillet dernier de la *Gazette Médicale d'Allevard*, que l'ozone contenu dans l'air de ces salles détruisait ces miasmes. Nous avons démontré que ce qui s'exhalait le plus et se répandait dans cette atmosphère, n'était pas autre chose qu'un mélange des odeurs des divers parfums dont se servent certaines malades ; que ces odeurs mélangées avec le gaz sulfhydrique et les sécrétions des malades donnaient lieu à une odeur peu agréable, qui disparaissait par le fréquent aérage des salles.

L'étude des produits de l'expiration des phtisiques au point de vue des miasmes présentant une sérieuse importance, nous avons dû en faire une étude spéciale et rechercher s'ils pouvaient exercer une influence fâcheuse sur l'économie et produire des effets nuisibles à la santé.

Tous les savants connaissent aujourd'hui l'influence et l'action de l'ozone contenu dans l'air et les modifications qu'il produit sur les miasmes qu'il peut renfermer. On n'ignore pas que c'est à cet état ozonométrique abondant de l'air, que certains pays doivent leur immunité contre les miasmes et que les hautes montagnes et les pays boisés doivent leur réputation. C'est à l'air qu'on y respire contenant l'ozone que les malades qui arrivent à Allevard éprouvent un grand bien-être en respirant cet air si pur, ne renfermant aucun miasme, et qui, en réveillant leur appétit, stimule leurs forces.

C'est un fait indubitable que les statistiques soigneusement établies dans les hôpitaux, les observations prises dans les localités contaminées, viennent chaque jour affirmer avec une nouvelle évidence. Ainsi, le docteur Bœkel, à Strasbourg, a prouvé que la malaria et les fièvres paludéennes ne règnent que lorsque l'ozone marque zéro. J'ai souvent vérifié ce fait remarquable au village de Saint-Pierre, d'Allevard, qui, bien qu'entouré de marais, ne présente jamais de cas de fièvre intermittente chez les habitants de ce village.

Dans une brochure très intéressante, publiée à Rome par le docteur Maunoni, ce savant dit :

« L'action oxydante que possède l'ozone lui donne la première place « parmi les désinfectants, parce qu'il attaque profondément les éléments

« constitutifs des substances miasmatiques, et qu'il décompose les ger-
« mes des animaux et des végétaux microscopiques qui sont les facteurs
« de la maladie et des miasmes, parce qu'il est le vrai type des anti-
« ferments et il devrait être préféré à toutes les autres substances anti-
« septiques, parce qu'il agit avec la même énergie, bien qu'employé
« en moindre quantité, et qu'il est bien supporté par l'économie ani-
« male. Un demi-millionième d'ozone dans l'air ambiant, suffit pour
« rendre cet air sain, privé par conséquent de tout ce qui pouvait l'al-
« térer. »

Dans une communication faite à l'Académie des Sciences, le 19 septembre 1884, le docteur Onimus est convaincu que lorsque l'atmosphère ne renferme pas d'ozone, le terrain est bien préparé pour le développement des miasmes.

Le docteur Schœnbein, à qui est dû la découverte de l'ozone, a observé à Berlin que la présence de ce gaz détruisait les miasmes dans les
hôpitaux et les salles de théâtre. Le docteur Wolf a constaté les mêmes
effets à Berne. Nous pourrions multiplier ces nombreuses citations sur
l'ozone. Ce gaz étant, grâce à son énorme pouvoir oxydant, le désin-
fectant le plus puissant, a, depuis sa découverte, éveillé l'attention des
savants qui s'accordent pour affirmer « qu'on doit préférer l'ozone, sans
aucune hésitation, au chlore, aux vapeurs nitreuses, sulfureuses, à
l'acide phénique et à ses dérivés. »

Il y a déjà bien des années que nous avons fait une série d'expériences dans le but de rechercher si les salles d'inhalation d'Allevard
renfermaient de l'ozone. Nous avions constaté que l'air de cette vallée
contenait souvent de fortes proportions d'ozone pendant l'été, saison
où la tension électrique est souvent très forte dans nos montagnes, où
les orages sont si fréquents et où de nombreux éclairs sillonnent
l'atmosphère. Il était certain que l'air des salles d'inhalation devait
contenir de l'ozone.

Pour nous assurer de la présence de ce principe dans ces salles, nous
avons essayé tous les réactifs connus :

Le papier de Schœnbein est plus ou moins coloré.
Le papier d'Houzeau est bleui.
Le papier de thalium est bruni.
Le papier imbibé de teinture de gaiac est bleu.
L'arséniate de potasse est changé en arséniate.

Toutes ces réactions que nous avons obtenues indiquent que l'atmosphère de ces salles contient *toujours* une plus ou moins grande proportion d'ozone et les réactions sont d'autant plus marquées que la
quantité d'ozone est plus grande. Il est donc évident que les miasmes
qui pourraient se dégager par la présence des malades sont instantané-
ment détruits par l'ozone et que leur destruction purifie l'air que l'on
respire dans ces salles, et qu'il ne renferme aucun principe nuisible à
la santé.

TABLE

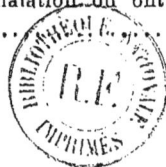

BIBLIOTHÈQUE
R.F.
IMPRIMÉS

Vichy, imp. Wallon.

www.ingramcontent.com/pod-product-compliance
Lightning Source LLC
Chambersburg PA
CBHW050552210326
41521CB00008B/940